中医经典古籍集成（影印本）

幼幼新书（四）

宋·刘昉 编著　李剑　张晓红 选编

SPM
南方出版传媒
广东科技出版社
·广州·

图书在版编目（CIP）数据

幼幼新书：全12册／（宋）刘昉编著．—影印
本．—广州：广东科技出版社，2018.4
（中医经典古籍集成）
ISBN 978-7-5359-6890-6

Ⅰ．①幼… Ⅱ．①刘… Ⅲ．①中医儿科学—中
国—南宋 Ⅳ．①R272

中国版本图书馆CIP数据核字（2018）第045221号

幼幼新书（四）

YOUYOU XINSHU（SI）

责任编辑：马霄行　曾永琳
封面设计：林少娟
责任校对：吴丽霞　冯思婧
责任印制：彭海波
出版发行：广东科技出版社
　　　　　（广州市环市东路水荫路11号　邮政编码：510075）
http://www.gdstp.com.cn
E-mail：gdkjyxb@gdstp.com.cn（营销）
E-mail：gdkjzbb@gdstp.com.cn（编务室）
经　　销：广东新华发行集团股份有限公司
印　　刷：广州一龙印刷有限公司
　　　　　（广州市增城区荔新九路43号1幢自编101房　邮政编码：511340）
规　　格：889mm×1 194mm　1/32　印张15.125　字数360千
版　　次：2018年4月第1版
　　　　　2018年4月第1次印刷
定　　价：1288.00元（全套共十二册）

如发现因印装质量问题影响阅读，请与承印厂联系调换。

宋·刘昉 编著

幼幼新书（第十二卷至第十四卷）

据中国中医科学院图书馆馆藏日本据宋墨书真本手抄本影印

幼幼新書

十二

幼幼新書卷第十貳

癇異治凡五門

風癇第一

驚癇第二

食癇第三

熱癇第四　亦名退癇除熱

癲癇第五

風癇第一

巢氏病源，小兒風癇者，由乳養失理，血氣不
和、風邪所中、或衣厚、汗出、腠理開張（腠，此入方）（聖惠炎）
解脫
當風取中、或衣厚、汗出、腠理開張、腠
風月而入。如得之時、先屈指如數、乃發

掣縮是也，當與瘈疭濕又病先身熱瘈瘲驚

啼喚而後發睥惠以喚字為笑字為陽瘈内

在六腑外在肌膚，猶得易治病先身冷不驚

瘈而啼喚乃成病睥惠亦以為笑字發時脈沉者

為陰瘈内在五藏外在骨髓極者難治病發

時身軟時醒者謂之瘈身強直反張如尸不

時醒者謂之疭疭診其心脈滿大瘈瘲筋攣肝

脈小急亦瘈瘲筋攣尺寸脈俱浮直上直下

此為督脈必腰背強直不得俛仰小兒風瘈

三部脈緊急其瘈可治小兒脈多似雀鬪睥惠

雀要以三部脉為主、若緊者必風痫凡諸

痫發手足挈縮、慎勿持捉之、捉之則令曲戾

不隨也。

大黄湯方。

千金治少小風痫積聚腹痛夭矯二十五痫。

大黄　　　人參　　　細辛

乾姜　　　當歸

甘皮　各三銖　甘皮嬰　隔方用甘草

右六味㕮咀、以水一升、煮取四合、服如棗

許、日三。

千金治小兒風癇胷中有痰白羊鮮湯

白羊鮮铢三　蚱蟬枚二　大黄铢四

甘草炙　鈞藤皮　細辛铢各二

牛黄如豆大四枚別研　蛇蛻皮十

右八味㕮咀以水二升半煮取一升二合

眠分五眠日三若眠已盡而癇不斷者可

更加大黄鈞藤各一铢以水漬藥半日然

後煮之分如稍異　此方与聖惠

圖經篋中方治小兒風癇

右取蝟五枚以二大石榴割頭去子作箆

子内竭其中以頭蓋之，紙筋和黄泥封裹，
以微火炙乾漸加火燒，令通赤，良久去火
待冷去泥取中焦黑者細研，乳汁調半錢
匕灌之便定兒稍大則以防風湯調末服
之。

外臺廣濟療大人小兒風癇卒倒嘔吐無省
覺方。

麻黄去節　　　大黄　　　牡蠣熬

黄芩各四兩　　寒水石　　白石脂

石膏研　　　　赤石脂　　紫石英

滑石研各人参桂心两各二

八两

蛇蜕皮炙一两 龙齿研六两 甘草炙三两

右十五味，捣为散，用药八两，以一簿绢袋

盛散药，用水一升五合，煮取七合，绞去滓

顿服之，日再服，一方，水二升煮散方寸匕

取一升，去滓服之，少，小百日服一合，熱多

者日二服，三五日一服，亦得，本方无麻黄

龙遬蛇蜕皮，忌海藻菘菜生葱熱麵蕎麥

豬肉蒜臌黏食

外臺廣濟又方

钓藤皮

麻黄二分去节各　龙齿锦裹六分研

银一斤

寒水石二十分擘二　栀子十分

知母二十　石膏二十分碎绵裹升麻　麻分十

杏仁去皮尖双仁研二十分

子芩分十四　蛇蜕皮炙七寸　蚱蝉肆枚去足翅炙

柴胡分十　芍药　沙参各八分

生葛汁分五　蜜合七

牡牛黄如大豆粒十枚煎成研下之

右十九味切以水六升淡竹沥二升合煮

取一升四合绞去滓内杏仁脂葛汁蜜於

微火上煎，攪不停手冷餘二升三合成三

四歲一服二合，五六歲一服二合半，日再

服稍增兒若大便澀者加大黃十分慎熱

麴炙肉魚蒜黏食油膩冷水

聖惠治小兒風癇筋脉抽掣夜卧驚悸四肢

煩躁皮膚壯熱天竺黃散方

天竺黃　牛黃研各細　知母

赤芍藥　犀角屑　釣藤

元參　桔梗頭去芦微　龍骨已上各

川大黃劉碎微炒　白姜蠶炒　茯神一分

蜣蜋七枚去六
足微炒　檳榔一枚紙
裹微煨

右件藥擣細羅為散。每服以薄荷湯調下
半錢。一日五服。隨兒大小。以意加減。

聖惠治小兒心藏久積風熱發癇或遍身壯
熱多饒痰涎。瞤即驚悸。手足抽掣。水銀丸方。

水銀　　　黑鈆内慢火結砂子細研　　各半兩同水銀鈆子細研

乾蝎尾全者微炒　二十一枚頭　半夏湯浸七遍去滑

白附子炮製　　天麻　　鬱金

麝香細研　　各一分

右件藥擣羅為末。都研令勻用糯米飯和

九如麻子大每服以薄荷湯下三丸量兒

大小以意加減、

聖惠治小兒風癇發動無時壯熱心煩痛脉

拘急牛黄散方、

牛黄　朱砂研各細　木香

白殭蠶微炒　乳香分各一　乾蝎七枚微炒

羌活半兩

右件藥搗細羅為散不計時候以溫竹瀝

半合調下半錢量兒大小以意加減、

聖惠治小兒風癇芥心熱多驚七寶鎮心丸

方

虎睛一對酒浸 微炙用

雄黄　琥珀 各一　朱砂細研研水飛過水　真珠半兩

金銀箔各五十片　腦麝各一分

右件藥都細研如麵，以棗肉和圓如蒺藜大，每服以井華水下三圓，日三服，量兒大小以意加減。

聖惠治小兒風癇精神昏悶遍身壯熱不得睡卧茯神散方

茯神　木通剉　人参去芦頭

川升麻　子芩　犀角屑各一分

鐵粉　龍齒各三分　蛲螂去翅足三枚微炒

右件藥搗羅為散，每服一錢，以水一小

盞煎至五分，去滓，入竹瀝半合，不計時候，

量兒大小分減溫服。

聖惠治小兒心藏壅熱，變為風癇，身體熱壯，

驚悸不安，心神煩悶，多啼少睡。犀角散方。

犀角屑　羌活

川升麻

柴胡去苗　茯神　白鮮皮各半分

葛根两剉各半　甘草赤微炙　蛇蛻皮灸各一分

蚱蟬 三枚微炒 去翅足　麥門冬 一兩半 去心焙　石膏 二兩 細研

釣藤 兩半

川大黄 微炒 剉碎　子芩 各一兩

右件藥搗羅為散，每服一錢，以水一小

盞，煎至五分，去滓，量兒大小，以意加減服

之。

聖惠治小兒風癇自三歲已来至十歲不差

發時口中白沫，大小便覺虎睛圓方。

虎睛 一對酒浸 灸令黄　朱砂 細研水飛過　釣藤

麻黄 去根節　柴胡 去苗

白鮮皮

沙參去頭去蘆

子芩研細

銀屑研細

龍齒研細

蚱蟬四枚微炒炙去翅足

右件藥擣為末鍊蜜和擣三二百杵圓如

菉豆大三歲已下以薄荷湯下三圓日三

服三歲已上以意加九服之

川升麻

當歸　雷圓

牛黃細研各　防風去芦

川大黃剉研微炒　鐵粉各三

梔子仁微炒　羌活分

石膏細研水飛過各一兩　細辛一分

蛇蜕皮五寸細辛燒灰

黄耆剉 甘草炙微赤剉 釣藤

川大黄一兩剉碎微炒 鈆霜各半研 蚱蟬去翅足四枚微炙

右件藥擣麁羅爲散每服一錢以水一小

盞煎至五分去滓入牛黄末一字放温量

兒大小臨時加減服之

聖惠治小兒風癎及天癎宜服雄黄散方

雄黄 熊膽各半 朱砂

天麻末 鈆霜各一 牛黄

晚蠶蛾 天竺黄分各半 馬牙硝兩半

1609

麝香 钱一

右件药同研如粉，常以不津器贮之，每服，
用温水调下半钱，量儿大小，以意加减服
之，

圣惠治小儿风痫发即迷闷手足抽掣口内
多涎良久不醒牛黄丸方，

牛黄 合细

半夏 汤洗七遍去滑

白附子

白僵蚕 分各一

麝香 研各一

天南星

天麻 两各半

乾蝎

右件药并生用捣罗为末，又以水银一两

煮棗三七枚，去皮核，與水銀同研，令星盡
入煎藥末和，丸如菜豆大，如隔日發者，每
服煎牛黄乳汁下三九，日三服，如驚風即
煎荊芥湯下兩九。

堅慝沿小兒風癇手脚抽掣瘈眼吐沫火患
不可者宜服黑金丹方。

黑鈆　　水銀

天南星（炮裂搏羅爲末各半兩）

右件藥先銹鈆爲汁次下水銀結爲砂子
細研，與天南星末和勻，以糯米飯和圓如

1611

菜豆大、每一歲兒、以乳汁研一丸服之、兒

稍大以意加之

聖惠治小兒風癇瞳中驚眸兩眼翻露及脣

風撮口、天癇驚風並服此牛黃散方

牛黃　鈆霜 分各一　天竺黃 半兩

馬牙硝 一兩

右件藥細研為散、不計時候、以熱水調下

半錢量兒大小以意加減

聖惠治小兒心熱風癇發歇不定方

天靈蓋 塗酥炙微黃　黃連 去須微黃 一分

右件藥擣羅末為散，每服一錢，水一小盞，

煎取五分，去滓溫服，量兒大小，以意加減。

聖惠治小兒風癇化涎，水銀丸方。

水銀一兩　　生黑豆二錢末

右以棗瓤同研，令星盡丸如菉豆大，一歲

兒每服以乳汁下一丸，良久吐出黏涎，神

效，稍大加丸服之。

聖惠治小兒二十五種風癇無時發動宜服

天麻散方。

天麻　　　防葵　　　真珠末

天竺黄 研細　　威靈仙　　蛤蚧 微炒

川芒硝 各三分　牛黄 細研

右件藥搗細羅為散更研乳入每有疾之

時取雞冠血三兩滴子新汲一合打散令

勻調下半錢更隨兒大小以意加減

嬰孺初賜神驗方治少小熱風癇兼失心者

菖蒲 石上一寸九節者　　宣連

白术　　生地黄

車前子

苦參　　地骨皮 各一大兩

右為末蜜圓大如黍米每食了服十五圓

不拘早晚，以飲下，不論治疾兼令人長壽。

忌豬羊肉、血、飴糖、桃梅菓物，藥宜常服之。

嬰孺治少小兒風癇發，無時數已下虛不足

後治風虛黃耆湯方。

黃耆　　　　麻黃節去　　蚱蟬炙

甘草炙　　　當歸　　　　細辛

桂心四箇　　芍藥　　　　人參合二分二

蠐螬炙　　　牛黃分半　　蛇蛻炙炙一寸

右件十二物，水五升煮取一升半，一服二

合，常用神效良。

1615

嬰孺治少小風癇晝夜數十發麻黃湯方

麻黃節去　　黃芩　　黃連

大黃分各一　甘草炙一分

右五物水一升先煮麻黃五沸去沫內諸

藥煮五合為五服日夜再服

嬰孺治少小風癇屢經發動獨活酒方

獨活　　甘草　　木防已各四

乾姜　　細辛分各五　鴉頭苩一

桂心兩二　䗪粉兩　人參分七

右九物入絹袋中酒四升半浸五夜初服

半合日二。

嬰孺治少小風癇發動手足不仁木防己酒
方。

木防己
十肆分　鈆丹　防風

桂心
分　龍齒合八　丹砂

甘草
六分　各　獨活分十　細辛

當歸
乾薑分　各五　莽草一

右切入絹袋中。酒五升浸五日熟取初服

半合日三。

嬰孺治小兒風癇掣瘲戴眼極者日數十發。

1617

雷九膏方

雷九

莽草　猪脂一斤　各如雞
子黄大

右先煎猪脂，去滓下药，微火上煎七沸，去
滓，遂痛处摩之，小儿不知痛处先摩腹脊，
乃摩余庆五十遍，分近隘及目一岁儿以
帛包膏摩，微灸身及治大人贼风，

嬰嬬治风癇瘈瘲，身躰汗出，而头独不出，灸
項上旋毛中，以小炷勿令大，三炷訖，以白木

湯浴之方，

白术碎 五两

右取白米泔二升，同煮三沸，適寒溫，洗頭及身，立差。

嬰孺又方

菖蒲

右煮為湯，浴兒，大良。

嬰孺治少小風癇發作，言語謬錯，紫石酒方

紫石英 分 八	附子 炮 三	鐵精 去
茯神 分 各 五	獨活 分 各 五	遠志 心 灸 各
桂心 分 各 六	牛黃	蜂房 二 分 灸 各
乾姜	甘草 灸	人參 分 各 四

右以絹袋盛清酒五升浸五宿初腹一合

日二服

瘫瘓烏蛇散方專治一切風癩角弓反張瀨

搐甚者及心肺中風並宣服之

烏蛇稍 生用一兩　白附子　半夏 各一分

天麻　　白殭蠶　　人參 去盧頭

全蝎　　　羌活

石菖蒲 一寸九節　若各半兩

川附子 微炮去皮臍　一枚重半兩

右仲搗羅為羅末每服二錢水兩盞入生

薑十片、薄荷五葉，同煎至一盞，濾去渣，放

温，時時滴口中

張渙蛜蛝湯方，治諸種風癇。

乾蛜蛝三分威　成靈仙洗焙　天麻

防葵兩　各半　蝎根分一

已上搗羅為末，次用

川芒硝　天竺黃同細研　各一分

右件與諸藥一處拌勻，每服一字至半錢，

乳香湯調下。

張渙蚱蟬湯方，治諸風癇胷中痰盛。

乾蚱蝉七枚微炙　白鲜皮二两　钩藤

细辛去土　川大黄剉微炒　天麻

牛黄一分别研各　蛇蜕皮炙令黄五寸许

右捣罗为末同牛黄拌匀每服一钱水八

分入人参薄荷各少许同煎五分去滓稍

热服

展渔茯神汤方治风痫身躰壮热不除精神

恍惚

茯神　锦黄耆　独活

防风　羚羊角屑各一两　肉桂

桔梗　甘草炒微　麻黄去根節各半兩

右件捣罗为细末，每服一钱，水一小盏，入
荆芥乳香各少许，煎五分，去滓放温服

张涣芎犀散方，治风痫多困不省

川芎　犀角屑　独活各一兩

蝎梢　人参　天麻各半兩

右件捣罗为细末，每服一钱，水八分一盏，
入生姜两片，薄荷两叶，煎至五分，去滓温
服

刘氏家传治风痫及小儿惊风

1623

右以芭蕉自然汁時時呷一兩口甚者服

之五升火愈亦治小児驚風郡孚仲通宣

云加射香更佳子見蔣光明祕枝云風丱

牙頤頰腫痛以自然汁一梡煎及以分象

熱嗽牙腫慶嫩盡即止凡是風牙用之火

愈頤頰腫而牙龈痛者風牙也頤頰不腫

只牙龈腫痛者丱牙也

吉氏家傳治一切風癇

木賊半兩为末　腦茶半一錢

右件為末拌匀每服一錢以磨刀清水調

下不計時侯，服罷喫少人参

吉氏家傳治熱風癇茯神圓

茯神　　　　鐵粉　　　参

龍齒　　　　梔子仁　　　子芩　分 各八

升麻　分　六　門冬子　分三

右末鍊蜜為丸，如麻子大，食前漿水下二

三十九、

吉氏家傳治風癇水銀圓，

水銀　　　　雄黃　末 各　蛇黃　分 各一

輕粉　　　　生犀 二錢

右細研水銀、入棗肉圓如．此大蜜水化

二九、

驚癇第二

巢氏病源小兒驚癇候驚癇者、起於驚怖大
啼、精神傷動、氣脉不定、因驚而發作成癇也。
初覺兒欲驚急持把之驚自止故養小兒常
慎驚勿聞大聲每持把之間常當安徐勿令
驚怖又雷鳴時常塞兒耳并作餘細聲以亂
之。驚癇當按圖灸之摩膏不可大下何者驚
癇心氣不足下之内虚則甚難治。凡諸癇正

發手足攣縮慎不可捉之捉之則令曲戾不

隨也

本草治小兒驚癇方

右以豬齒燒灰飲服半錢七并治蛇咬

本草治小兒驚癇方

右以蛇黃以水煮研服汁

顱顖經治小兒孩子二十四種驚癇壯熱抽

掣脚手嘔吐夜啼眼睜安驚癇虎睛圓方

虎睛 用一枚聖惠

茯苓 分各二

栀子仁

牛黃 少許聖惠 用半兩

人参用一两聖惠 釣藤

大黄各四分 犀角末一分聖惠用二两

黄芩用二两聖惠用

蛇退一分烧灰

右为末，以蜜丸黍大，空心熟水下，随年九。轻者一服，重者三服。奶汁下亦得聖惠熟水下，奶母忌一切生冷油腻毒物。

廣利方，治孩子驚癇不知迷悶嚼舌仰目
右以牛黄一大豆研，和蜜水服之

廣利方，治孩子驚癇不知迷悶嚼舌仰目者

1628

方

右以犀角末半錢匕，水三大合服之立效、

葛氏附後療小兒驚癇瘈瘲方、

右以大蟲眼睛並許火炙和水服大良、

嬰孺方用虎睛中水治一切癇、

○葛氏附後又方、

右取熊膽一兩豆大和乳汁及竹瀝汁服並良得去心中涎至良高家用效驗、

金匱要略風引除熱主癲癇湯深師云治大人風引少小驚癇瘈瘲日數十發醫所不療、

除熱方

大黄　三兩去皮　　乾薑　　龍骨各四兩

桂枝　金方用五兩　甘草　炙

牡蠣　各二兩煮千　凝水石
　　　金各用五兩
　　　外臺各三兩

滑石　　赤石脂　　白石脂

石膏　　紫石英　六兩外臺此
　　　　　　　六味各八兩

右十二味杵羅篩以草囊盛之取三指撮

井華水三升煮三沸去滓溫服一升巢源

脚氣宜風引湯千金紫石煮散與此方治

石湯治療藥味亦同有分兩不同者各任

子下注六永嘉二年大小兒頻行風痛之

1630

病得發倒不能言、或發熱半身掣縮、或五
六日、或七八日死。張思維合此藏、所療皆
愈。此方本佃

影傷寒論方

千金鎮心丸 治小兒驚癇百病鎮心氣方

銀屑鍊十二　水銀鍊二十

大黃六分　牛黃鍊六分

遠志心去　茯苓分三　茯神

雄黃研別　防己　人參

防葵　鐵精　芍藥分各二　白斂

真珠分各四　紫石英

右十六味先以水銀和銀屑如泥別治諸

藥和丸三歲兒如麻子大二丸隨兒大小
增減一方無牛黃一味
食醫心鑑治小兒鷩癇方
右以青羊肝一具細起薄切以水洗瀝出
瀝乾以五味醬醋食之
食醫心鑑治小兒鷩癇發動無時方
右以豬乳汁三合以綿纏浸令兒吮之惟
多尤佳
食醫心鑑治小兒壯熱嘔吐不住鷩癇方
右以蔦粉二大錢水二合調令勻馮向鑊

鐺中頓側令遍重湯中煮令熟以糜飲相

和食之、

仙人水鑑天南星丸治男子女人上膈痰壅、

頭目昏眩、喉嚨腥痛、小兒驚癇、朝熱一切涎

積等患方、

天南星　　四兩湯洗
去皮臍

右二味焙乾以生薄荷葉五斤已来擣取

自然汁一大椀入藥浸焙直候藥汁盡擣

羅為末煉蜜為丸如梧子大每服十九十

五九生薑薄荷湯吞下小兒丸如黍米大

齊州半夏　二兩
同上

1633

每服七九至十九驚風金銀薄荷湯吞下

心藏壅熱荊芥薄荷湯吞下食後臨卧服

仙人水鑑孩子百日內驚癇神驗方

黃梨汁和黃梨花，偏治驚癇力更加

牙硝入之一大分，亦須更着少鈶華 鈶

黃丹也

外臺秘師療大人風引少小驚癇瘛瘲日數

十發醫所不能療除熱方

龍骨　　　大黃　　　乾薑 各四兩

牡蠣 熱　　滑石　　　赤石脂

白石脂　桂心　甘草炙各
三两

右九味捣不筛，帝囊盛大人三指撮，以井
花水二升煮三沸，药成适寒温，大人服一
升，未满百日儿服一合，未能饮者绵裹筋
头内汤中，着小儿口中，以当乳汁，熟多者
日四服，无毒，以意消息之，忌海藻菘菜生
葱。一方无大黄赤石脂桂心甘草

外台崔氏疗暴得鹜溏立验方

钩藤皮　茯神　黄芩
升麻　　白鲜皮　沙参各二
两

龍齒三兩 蚱蟬七枚去翅炙研湯成內之

石膏八兩 嘛水石研裹六兩碎

甘竹瀝二升湯熟內之

右十一味切以水九升煮取三升溫分三

服相去六七里久若小兒孩子患藥各減

量取多少細細飲之立差忌醋物

外臺廣濟療小兒驚癇躰羸不堪療子母五
（甚）

癇煎方

鉤藤二分　知母　子芩分各四

甘草炙　升麻　沙參分各三

寒水石分六　蚱蝉一枚去蜣螂翅足

右九味擣篩，以好蜜和薄沾着銅鉢，於沸
湯上調之，攪不停手，如飴糖煎成，稍稍別
出少許，一日兒噉之一枚棗核大，日夜五
六過服不妨，五十日兒噉之三枚，一百
日兒噉四枚，二百日兒至三百日兒噉五
枚，三歲兒噉七枚，以意量之。

藥性論：治小兒驚癇客忤，鎮心安神方。

射香當門子一粒　丹砂一塊大小相似

右以細研，熟水灌之下。

1637

藥性論治小兒驚癎方

右以羚羊角燒灰酒服之少許

聖惠治小兒忽得驚癎壯熱口燥釣藤散方

釣藤　　　　　白茯苓　　　黃芩

川升麻　　　白鮮皮 各三分　龍齒

元參　　　　石膏　　　寒水石 各一兩

右件藥搗麁羅為散每服一錢以水一小

盞煎至五分去滓入竹瀝半合攪令勻重

煎一兩沸分溫二服更量兒大小以意加

減

《圣惠》治小儿惊痫发作不定蛇蜕皮散方。

蛇蜕皮五寸炙黄蚱蝉十枚微炙蜣螂三枚去翅足微炙

麻黄去根甘草赤剉炙微当归剉炒

细辛黄芪半两剉碎各人参三分去芦头

川大黄一两剉碎微炒

右件药捣罗为散，每服一钱，以水一小盏，煎至五分去滓，入牛黄二豆许，搅令匀温服，更量儿大小，以意加减。〔婴孺方去儿脉，气羸者，以桂心代牛黄。治百病惊痫初生，差后夹成诸疾风痫寒，冷治之。〕

《圣惠》治小儿惊痫，仰目嚼舌，精神昏闷，宜服钩藤散方。

钩藤　　　川大黄　剉碎
　　　　　　　　　　　子芩　各半
龙齿一两　　　　　　　　两

栀子仁一分　麦门冬　去心　　石膏
　　　　　　　　焙　各三　　分

右件药捣罗为散每服一钱水一小盏
煎至五分去滓量儿大小分减不计时候
温服、

圣惠治小儿鹜痫邪气发即吐涎迷闷难醒

白鲜皮散方。

白鲜皮　　钩藤　　龙齿
　　　　　　　　　　各一
　　　　　　　　　　两

1640

犀角屑三分　子芩三分

右件藥搗羅為散，每服一錢，以水一小盞，入淡竹瀝葉七片，煎至五分，去滓，量兒大

小加減服之。

聖惠治小兒驚癇壯熱，心躁，發血歇不定宜

服牛黃散子方

牛黃一分　馬牙硝

龍齒各三　鐵粉

右件藥，都細研為散，每於乳食後，以熟水

調下半錢，量兒大小以意加減。

聖惠治小兒心肺積熱發驚癇煩悶吐逆心神昏迷痰涎壅滯朱砂圓方

朱砂　牛黃　鉛霜各細研

乾蝎　蠶蛾並微炒各一分　膩粉一錢研

腦射各細研半分　天漿子二七枚內有物者微炒

右件藥擣羅為末，都研令勻，煉蜜和丸如黍米大，每服以薄荷湯化五丸服，量兒大小以意加減。

聖惠治小兒驚癇多涎躰熱，犀角丸方。

犀角屑　天麻　白附子炮裂

天竺黄 鈆霜 各半兩 並細研 一兩細碎 朱砂 水飛過

右件藥擣羅為末入研了藥更研令勻以

軟飯和丸如菉豆大每服煎竹葉湯研下

五丸看兒大小加減丸數服之

聖惠治小兒驚癇鎮心丸方

金銀箔 各細研 五十片 防葵

水銀 研令星盡 以少棗瓤 粉鐵 末

紫石英 細研飛過 研水 真珠 末

雄黄 細研 人參 去頭去蘆 白为藥 各半兩

牛黄 研 遠志 去心 漢防已

白敛各一　川大黄微炒剉碎　茯神分各三

右件药捣罗为末入研了药都研令匀炼

蜜和丸如菉豆大每服以薄荷汤研下三

九日三服省儿大小以意加减服之

聖惠治小兒驚癇壯熱心神不定犀角丸方

犀角屑　射香両并細　朱砂微炒各半

天竺黄　牛黄研　乾蝎一分

天南星半分炮裂

右件药捣罗为末水浸蒸饼和丸如菉豆

大每服以薄荷汤下三九日三四服量儿

大小，以意加减。

聖惠治小兒驚癇邪氣皮肉壯熱嘔吐心煩
不得安腳虎睛丸方。

虎睛 一對 細研　牛黄

麝香 各一分 細研　川升麻

甘草 赤剉一兩剉微炒　犀角屑　钩藤　天竺黄

川大黄 碎微剉微炒　栀子仁 各半両　蚱蝉

蛜螂 微炒三枚　蛇蜕皮 烧灰五寸

右件藥捣羅爲末，煉蜜和丸，如菉豆大。三
歲兒，以粥飲研三丸服之，量兒大小，以意

加減、

聖惠治小兒驚癇頻發不定至寶九方

金銀箔 各五十 片細研

子芩　犀角屑　川升麻　梔子仁

川大黃 剉碎微炒　朱砂 細研水飛 過各一兩　麥門冬 一兩半 去心焙

鐵粉　龍齒 各並二兩 細研

蜣蜋 足微炒 三枚去翅

右件藥搗羅為末入研了藥同研令勻鍊

蜜和九如麻子大每服煎竹葉湯研下五

九更量兒大小加減服之

聖惠治小兒驚癇煩熱眠卧不安龍腦

龍腦 細研半分　朱砂 水飛過一兩細研

粉霜 細研半兩　鐵粉

人參 盧頭三分去　龍齒 二兩各細

右件藥擣羅為末入研了藥同研令

蜜和丸如麻子大不計時候以粥飲

九更看兒大小以意加減

聖惠治小兒驚癇發熱搐搦不定鈶霜

鈶霜 細研各　馬牙硝 各半　朱砂 飛過細研

鐵粉 一兩　射香 細研半分　川大黃 微剉研

人參去芦頭　羌活　各三分　芎藭

白茯苓去芦頭　牛黄研細

龍膽去芦頭各一分　乾蝎炒微

右件藥搗羅為末入研了藥同研令勻煉
蜜和丸如菉豆大每服不計時候以荊芥
薄荷湯下五丸量兒大小以意加減服之

聖惠治小兒驚癇蛇黄丸方

蛇黄三枚大　射香半　鬱金三分為末
者細研　分

金銀箔各五十片

右件藥同研令勻以粳米飲和丸如菉豆

1648

大，每服用磨刀水煎一兩沸，如人躰，下三

九，更量兒大小，以意加減。

聖惠治小兒驚癇躰熱羸瘦，釣藤煎方。

釣藤　炙微

沙参　各一分　子芩

甘草　赤剉三　川升麻　知母　兩各羊

寒水石　分三　蚱蟬　足微炙

蜣蜋　足微炙　二枚去翅

右件藥搏羅為末，入蜜五兩，以慢火煎煉
為膏，每以熱水調一杏仁大服，日三服，量
兒大小，以意加減。

聖惠治小兒驚癇頻頻發動經久不差肌躰
瘦弱炸蟬煎方

炸蟬三枚去翅足微炙

鈎藤分各一　柴胡去苗　麻黃去根

犀角屑　知母　白芍藥　沙參去蘆

甘草赤劉五寸炙微　杏仁研作膏各半兩去皮尖双仁

蛇蛇皮燒灰　生薑汁合一　牛黃一分研

生地黃汁　石膏　子芩

蜜　龍齒兩各一

右件藥除薑汁地黃汁蜜杏仁牛黃外並

細剉，先以水二大盞，煎至一盞，去滓，入竹
瀝一小盞，又煎五七沸，內店仁蜜薑汁地
黃汁，以慢火煎攪不停于約十餘沸，放冷
於瓷合中盛入牛黃攪令勻，每一合分為
三服，更量兒大小加減。

聖惠治小兒發驚癇體瘦煩熱犀角煎方。

犀角屑　　　　知母　　　　川升麻兩　各一

子芩　　　　人參頭去芦　釣藤分各三寸

蚱蟬尾微炒二枚去翅　　　蛇蛻皮微炙

甘草赤剉　　　柴胡去苗各半兩

右件藥捣羅為末用水二盞入銀鍋中以

文火煎取六分去滓入蜜二合竹瀝一小

盞再煎如錫每服抄半錢以溫水調化服

之更量兒大小以意加減

睛上視色青大叫聲不轉者宜服寒水石散

聖惠治小兒驚癇四肢抽掣反身躰反張目

方

寒水石　　紫石英　　石膏

貝齒（兩）　龍齒（兩）
各半

右件藥捣碎以水二大盞煎至一盞去滓

1652

量兒大小分減服之

聖惠治小兒驚癇極妙方

鐵粉　石膏　牡蠣粉各一分

黃丹半兩

右件藥細研為散以井花水調下半錢量

兒大小加減服之

聖惠治小兒驚癇連發不醒體羸反張不堪

服藥麻黃摭體湯方

麻黃去根　葛根　雷丸各三兩

金一兩　石膏五兩末　蛇蛻皮條一

1653

右件藥細剉用水七升煎取一升去滓以

軟帛浸拭兒身上即效

聖惠治小兒二十四種驚癇壯熱抽掣手足

嘔吐夜啼瞤臥不安虎睛丸方

虎睛一對微炙細研　牛黃研　川大黃剉碎微炒

白茯苓　人參去蘆頭各一兩　蛇蛻皮五寸微炙

右件藥搗羅為末鍊蜜和丸如黍至大一

二歲兒每服以乳汁化破二丸服三四歲

兒薄荷湯化破五丸更有兒大小以意加

減服

《圣惠》治小儿二十四种诸惊痫眼口牵掣嚼舌反搦牛黄散方。

牛黄一分　细研　　石膏细研

甘草赤剉　　白敛各一　　蛇蜕皮令黄色

右件药捣罗为散，每服一钱，以水一小盏，

煎至五分，去滓入牛黄一字不计时候，量

儿大小，分减温服。

《圣惠》治大人小儿心热惊狂诸痫热病，

吞主之方。

川升麻一两　　黄芩　　钩藤

犀角眉

青黛 各一　虎睛 一對

天竺黄 半兩　　　脑麝 各一　川朴梢 个一

竹沥 合三

右件药虎睛天竺黄脑麝青黛等别细研入馀药並細剉用水一斗煎至三升滤去滓澄清下朴稍微火更煎以柳木篦搅令匀住于候消散下竹沥并研了药更搅匀候梢凝即於新无盆中盛经宿即凝令勻候梢凝即於新无盆中盛经宿即凝搗罗为散每服以金银汤調下二钱食後并夜临卧时服老少以意服之

聖惠治小兒百日已來至三四歲肝心風熱。

發驚癇瘈瘲身體如火犀角散方。

犀角屑　　　釣藤　　　黃芩

川升麻 各一兩　龍齒 二兩　麥門冬 一兩半去心焙

右件藥搗麁羅為散每服一錢用水一小

盞入竹葉七片煎至五分去滓量兒大小

分減溫服。

聖惠治小兒一歲至四歲壯熱大發驚癇石

膏散方。

石膏研細　　　子芩　　　知母

1657

川大黄〔剉微炒〕　葛根〔剉〕　龍齒〔各一兩〕

蚱蝉〔二枚〕　柴胡〔去苗〕　川升麻　梔子仁

麻黄〔去根節〕　釣藤〔各二分〕　梔子仁

赤芍藥〔各半兩〕　甘草〔微赤剉一分炙〕

右件藥擣麁羅為散每服一錢以水一小

盞煎至五分去滓入竹瀝一合更煎一兩

沸量兒大小加減溫服

聖惠治小兒四五歲忽患瘹釣藤散方　〔鷩〕

釣藤　石膏〔細研飛過〕　梔子仁〔各半兩〕

犀角屑　牛黄〔研〕　防風

1658

人参各去芦頭各　　獨活合一分　　虎睛一對

炸蝉一枚各微灸

右件藥擣細羅為散，每服一錢，水一中盏，

煎至五分，和滓分為二服，如人行二三里，

進一服，更量兒大小，以意加减。

聖惠治中風目眩羸瘦，小兒驚癇及五勞，手

足無力，宜喫蒸羊頭肉方。

白羊頭一枚洗去0法

右蒸令極熟，細切，以五味汁食之，或作鱠，

入五辛腎醋食之亦得。

博濟方、治小兒驚癇及大人卒中惡風、涎潮

香重、口眼喎斜、四肢疼搐、口噤不省、大欬涎

壽丹、

辰綿砂　　臘粉　　鐵焰粉

白附子各二　　蛇黃用醋浸少時煅過　　生金

大附子九兩炮各用薪水浸逐日換水　　天南星洗生薑卷治

巴豆七日焙後以紙裹壓出油用

牛膝浸去苗酒　　蝎稍各三兩

生銀各分別研　　麝香一

真牛黃一兩各一分　別研

右件十五味同研和為細末以蜜和粟米
飲搜和為丸如雞頭大每中惡風疹緩及
五般癇疾薄荷酒磨下一丸老兒半丸小
兒驚癇十歲巳上一丸分四服四歲巳下
一丸分五眼新生孩兒一丸分七服並用
蜜水磨下如中風者變直面如桃花色口
眼俱開喉中作聲汗出如油及汗出不流
多要下泄或瀉血者並是惡候更不用服
唯口噤眼閉者藥下立差如患經喉風壅
塞氣急不通將絶者急化一丸生薑薄荷

1661

酒下。必效。

太醫局紫雪療脚氣毒遍內外、煩熱不解。口

中生瘡、狂易叫走瘴疫毒癘猝死、温瘴、五尸

五疰心腹諸疾疠刺切痛及、解諸熱藥毒發

邪熱卒黄等并解蠱毒鬼魅野道熱毒文治小

兒驚癇百病。

黄金 一百兩、千金

寒水石　　滋石　　石膏

滑石

各三斤、搗碎

已上用水一斛、煑至四斗、去滓、入下項

元参洗焙　升麻各一　为羊、角屑

犀角屑　青木香　沉香各五两并搥碎

丁香全翼用四两　甘草八两炙剉

已上八味入前药汁再煮取一斗五升去

泽入下项、

消石四升芒硝亦得、每升重七两七钱半

朴消精者十斤全翼用四升、

已上二味入前枣汁中微火煎、柳木篦搅

不住手候有七升投在木盆中半日、欲凝

入下项

朱砂三两飛研 麝香當門子千金翼用射香 一两二銭半研

粉半两余斤两

不生者各同

己上二味入中擂調令匀寒之二日

冷水調下大人小兒臨時以意加減食後

右件藥成霜雪紫色每服一銭或二銭用

服

養生必用桃奴九治心氣虚有熱恍惚不常

言語錯亂尸疰客忤魘夢不許小兒驚癇並

宜服方

桃梟七枚別為末桃不成實経

冬在枝上不落者是也

桃仁十四枚炒別研飛去皮尖少研別研飛去砂石銀器中入上二味慢火熬成膏

安息香一兩以無灰酒

生玳瑁要知一兩末

琥珀三分別研

雄黃用桃葉煮水研飛取水三分澄

辰砂半兩研飛

黑犀去水取末半兩石上以水磨澄

牛黃

腦麝別研各一分

右細末和前膏丸如雞頭臨乾密器封安

淨室人參湯研服一丸食後臨卧

養生火用鷄舌香丸治憂恚逆衝痞結等氣

肓膏室塞噎悶藏腑積聚欲作癥瘕酒食毒

1665

痰癖嘔逆有坊食飲兼治小兒驚癇客忤法。

利莎方、

雞舌香（用母丁香略）　麝香

犀角　末　　鐵礜粉　各一

牛黃　研（并别存）

棗五枚（惟燒存）　荊三稜　鉄（末一）　烏梅（肉焙乾）

巴豆五十（大者十五枚去皮心膜撲水煮三沸再入麩炒令赤色别研）

右為末煮糊和丸如黃米大每服三五丸

煎人參湯下漸漸加至七丸至十丸食後

眠、

茅先生小兒鎮心驚癇雄朱散方、

朱砂　　雄黃　　真珠 末

鵬砂　　水銀
各半兩，先將鈆在銚子內煮容便放

鈆
水銀潑轉成砂子瀉出放冷即用之

全蝎　　白附子 錢　腦射入入
各三 隨意

右前件藥，各研一處為末，每服一字半錢

用荆芥薄荷煎湯入蜜少許同調下

嬰孺治驚癇發熱如魚癎佀似熱即與服之

方、

升麻　　子芩
各六
大黃　　犀角
分

右水二升半煮一升二合，候温渐渐與服，

做利三兩行，切忌煎猪魚醋物。

嬰孺又方、

月候血

右取和青黛，新汲水調一服一大钱，入口

即差，見小童增减如神。

嬰孺又方、

右以熊膽水調服少許，妙。

嬰孺又方、

右麻油少少喫之，亦妙。

嬰孺又方、

右以鐵粉水調常服之

嬰孺又方、

乾姜　　凝水石

右傳頭大佳、醫云、此病是氣不通、常與薏

苡仁紫蘇粥食、大良

嬰孺治熱風常發驚癇每發或吐沫方

釣藤　　防葵　　羚羊角屑

人參　　茯苓　　遠志心去研各十

漢防己分各八　麥門冬去心　龍齒二分

鐵精研六分　杏仁十分去皮尖炒別研入

右為末蜜九大豆大空心飲下二十九漸

加至五六十九常服大佳忌猪牛肉及醋

小兒量多小服

嬰孺治少小兒驚癇腹滿掣縮吐哯百病湯

方

黄耆　黄芩　釣藤各一分

蚱蟬分三　甘草炙二分　蛇蛻皮炙一寸

牛黄鉄三

右水一升半煑六百合合百日兒與半合二歲

三合．取利为度．省汗则以粉粉之

婴孺治少小惊痫瘈瘲不止．十二味牛黄豚

血汤方．

豚血 五合　牛黄　当归

大黄　人参 分各四　蛸蜋

蚱蝉笛炙各二十　芍药　黄芩 分各八

葛根 分十二　鼠屎 两　黄芩 分五

蜂房 分八　　蛇蜕皮 寸

右十三味外入酒五升煮取四升去滓服

二合．日三夜二．此论一岁儿耳三岁儿服

三合神效

嬰孺沿少小鶩癇壯熱中風四肢掣瘲吐舌

出沫,當歸湯方

當歸 分二　　豚卵 切細 一具

右二物以醇酒三升煮取一升,為二服兒

小即用一卵,十箇大者,一大棗二

嬰孺沿少小鶩癇經年小勞輒發牛黃酒方

牛黃　　　鐘乳 研各 八分　　麻黃 節去

秦芃　　　人參 各六 分　　　桂心 分七

龍角　　　白术 分　　　　　甘草 分

當歸　細辛 各五分　杏仁 四分

蜀椒 三分　蜣蜋 九枚 炙

右十四味切入絹袋中酒五升浸之，隨時

月飲半合日三。

嬰孺治少小痰實結癖，或腹內堅強驚癇百

病牛黃尤方。

牛黃　元參　乾薑 各二分

苦參　丹參　桔梗 各四分

甘草 炙　人參　甘遂 炒

沙參 各五分　蘆蟲 十四箇　大黃 十二分

1673

蜀椒汗四分　巴豆一百粒去皮心炒別研入

葶藶一合半炒

右為末蜜九如小豆大一服二九飲下

嬰孺治少小癖實驚癇百病牛黃九方

牛黃　芒硝　真珠末

甘遂炒　雄黃各四　麝香分

蜀椒炒汗三銖　蜈蚣去足一條　蚱蟬筒炙十四

巴豆五分去皮心炒別研入

右為末入巴豆勻次下真珠末煎蜜三合

令如飴白蠟一兩水煎和熟下諸藥杵和

得所有病者一服如麻子大二丸，飲下，日

一服，快下為度。

嬰孺治少小兒驚癇除熱常服蛇蛻皮丸方

蛇蛻皮 炙　　　細辛　　　黃芩

蜣螂 死者　矢用自　牛黃 分各一　大黃 分五

右以為末，蜜丸小豆大，服三丸，不知稍增

之，日三。

嬰孺治少小傷寒溫病驚癇以入八味人參

浴湯方。

人參　　　　牡蠣　　　雷丸 升各半

沙參　　苦參　　元參

丹參 各一　大黃 升三

右以水三斗。作東向竈以葦薪煮黃三沸惇
後煮小沸留之度一斗許去滓先以三指
染藥汁注兒口二七已大染手溫吻額腹
背以後如炊物溫之。再浴度盡七升止一
日一浴甚者三浴三日無令兒見風浴時
避日及隂也。

嬰孺又方

露蜂房一笛

右以水五升，煎令濃，赤浴兒，三四日一遍。

嬰孺治少小驚癇瘛瘲，一日一夜百餘發。葨
子方。

葨 炒

當歸 好者 三兩　　雄黃　　甘草 炙 各六分

右為末，取一小豆，乳汁和，令嚥之，日夜三
四服。若不可服，用當歸半兩，小豚卵一具。
並切，酒一升二合，煮八合，服半合至一合。
量兒大小，日夜三四服，大妙。

張渙截驚癇安神湯方

1677

白茯苓二两　甘草

人参去芦　远志心去　菖蒲节者

白鲜皮各一　石膏两半　犀角末各一分

右件捣罗为细末每服一钱水一盏八去

心麦门冬少许煎五分去滓放温时时哭

服

屑澄天竺黄散方治惊痫啼叫

天竺黄研一两　牡蛎粉　白芍药

犀角屑　白附子　天麻

乾蝎　人参去芦头各半两

右件擣羅為細末每服一錢水八分生薑

薄荷各少許煎四分去滓溫服

殘瀝鎮心膏治驚癇及發癇挾熱者尤宜服

之

遠志 一兩去心　　漢防已　　人參去蘆頭

川大黃炮微　　茯神兩各半

已上擣羅為細末次用

好朱砂一兩研水飛細　　龍腦一錢細研

水磨雄黃一分研水飛　　金箔三十片

銀箔二十片各研

右件一處拌勻，煉蜜成齊，每服一皂、大

煎薄荷湯化下，乳後

犀潟犀角丹方，治驚癇悶亂

犀角屑　天南星似炒 各一兩

乾蝎　兩

朱砂研水飛 半兩細　牛黃研 一分　射香研 一錢

右件都一處拌勻，水浸蒸餅和，丸如黍米大。每服十五粒，煎人參湯下。

犀潟蛇蚵丹方，治驚癇涎盛。

蛇蜕皮（烧灰）五寸　射香　牛黄（取末）各

臕粉　天竺黄（研）各细　钓藤（取末）各一分

虎睛（次研）一對　蜣蜋（微炒取末）三枚去翅之

右件都拌匀，錬蜜和丸，如黍米大。每服七

粒至十粒，用麥門冬去心煎湯下

婴童寶鑑治小兒驚癇搐搦，眼上身熱，蚰蜒

散方：

蚰蜒　白附子　朱砂（錢半末）各一　臕粉（錢末）

巴豆（研不去油）四十四粒

棘岡子（去壳）三枚　射香（字一）

右件细研匀如麯,每服一字,再研,薄荷汤
调下,量大小用药。

婴童宝鉴 治小儿惊痫,手足瘛疭,身热眼上

紫永膏

永永一钱 童乘肉五笛,研 朱砂钱二 末

蝎尾去心肉乙枚 火 黑附子笛一 生姜去皮 腻粉乙五钱

生天南星一钱

右件都研为膏,每服雞头大,薄荷汤化开,

服,量大小用,微取下涎立效。

万全方 治小儿诸痫惊惕瘛瘲及中客忤,宣

服牛黄丸、

牛黄　研细

细辛　熊胆　人参

藜芦根　赤芍药　当归　炒微

蚱蝉　七枚去翅足炒　防风　去苗各半两　川大黄　一两微炒

蛇蜕皮　五寸炙黄色　巴豆　三十枚去皮心研如泥　麝香　研一分

甘草　三分炙

右件药捣罗为末入巴豆研匀炼蜜和杵、

九如麻子大、初生一月至百日儿、每服一

九、一岁至三岁服两九、四岁至五岁服三

丸，並用薄荷湯下，快利為度。

萬全方，治小兒驚癇壯熱，心神不定，犀角丸

犀角屑 半兩

朱砂　天竺黃

射香　牛黃 研　乾蝎 炒
　　　各細　　　　微

天南星 炮　人參 已上各一兩

右件藥搗羅為末，水浸蒸餅和丸如菉豆大，

每服三丸，以薄荷湯下，量兒大小加減。

劉氏家傳治小兒驚癇方。

青州白丸子 兩半

陰陽硫黃 係生熟者，各
　　　　用菉豆大

蝎
兩箇全者不得用火焙
蝎要灑乾一法用蝎稍

右同為細末，每一歲至五歲半錢六歲至
十歲一平錢，用魚灰好酒下，忌動風物小
兒妳母亦忌口，若驚發作用魚灰酒下一
大錢病深者不過十服。

王氏手集辰砂乳香丸，亦名鎮驚安神丸方
治驚癇胎風壯熱瘛瘲，夫吞搖頭眠睡不穩
目睛上視，口眼牽引，疾實欬嗽咬齒譫語。
　　半夏 炮
　　乳香
　　朱砂 研　各
右各等分為細末，麵糊為丸，每服十丸乳

食後溫薄荷湯下、量兒大小增減、

孔氏家傳治小兒諸風驚癇及諸痫青金丹

方、

青黛 分三　　雄黃 研　　胡黃連 分各一

朱砂 温水　　蘆薈 研各

熊膽 化　　　白附子 分各一　臙粉

蟾酥　　　　射香 分半

龍腦字 各一　水銀子 大　　鈆霜

右同入乳鉢再研令匀、用獺猪膽一枚、取

汁熱過浸蒸餅少許為丸黃米大、曝乾、一

歲可服二丸，量兒大小，增減服之，諸風驚
癇先以溫水化，滴鼻中令嚏，戴目者當自
下。瘀痰亦定，更用薄荷湯下，諸癇粥飲下，
變蒸寒熱薄荷湯下，諸瀉荊粥米飲下，癇
蛇咬心苦煉子煎湯下，赤爛口齒癇蟲口
瘡牙疳，乳汁研塗病處，癇眼雀目白羊子肝
一枚，竹刀子批開內藥肝中，以麻縷纏米
泔煮令熟，空腹服，乳母常忌妻魚大蒜雞
鴨豬肉，治痾最佳。

1687

潮搐驚癇及丈夫婦人一切虛風頭旋眼黑、
惡心吐逆筋脈緊緩手足麻木身軆疼痛精
神不爽䖵蛔九方、

全蝎微炒　白殭蠶　雄黃研

白附子炮　天麻判碎　朱砂研

麝香研各細　天南星地枰用濕紙裹生姜三分

半夏湯浸五七次去黑屑取汁煮令盡焙乾各一分

烏蛇稍取七寸酒浸七日去皮骨

黄

右十味再同研細塵薑汁煮稀糊為丸如

黍米大每服三歲已下七九、五歲已下十

九、五歲已上十五九、荊芥湯下不計時候

大人九如菉豆大每服二十九、荊芥湯茶

下、如急用即以二十九研碎荊芥生薑濃

煎湯化下。

長沙醫者鄭愈傳治驚風癇病眼目翻視、牙

関噤急口內氣唇赤用奪命散方

蜈蚣 一條 赤者　輕粉　朱砂

麝香 用棗肉少許研　白附子　牛黃 一分 已上合

水銀 不見星秤一錢　　蟾酥 錢

天南星一筒去心 真珠末一 巴豆霜三筒去油

右為末，棗肉和九，每服三九，薄荷湯下，口

禁不開，研灌入皇中，心煩壯熱，荊芥湯下，

加減服，

食癇第三

巢氏病源食癇者因乳哺不節所成

聖惠論夫小兒食癇者由藏腑壅滯內有積

熱因其哺乳過度氣血不調之所致也此皆

乳母食飲無常忿怒不節煩毒之氣在於胸

中便即乳兒致使結滯不消邪熱蘊積腸胃

痞塞不得宣通，則令壯熱多驚，四肢抽掣故發癇也。

孩濟云，每遇傷飽即發，乃名食癇。

聖惠治小兒食癇，四肢抽掣，壯熱驚悸，乳食不消，痰涎壅滯，發歇不定，宜服代赭丸方。

代赭 剉碎
川大黃 微炒
金銀箔 各二十片，細研
巴豆 七枚，去皮膜，去油研
射香 各半分，研

朱砂 各研
水銀 以少棗瓤研各一分
蟾酥 研一錢

馬牙硝
膩粉 研入
龍腦 半錢，研
蝎梢 四十九枚，微炒

天浆子 二七枚内有物者炒

右件药捣罗为末，炼蜜和丸，如黍粒大，每

服以薄荷汤下二九，日三服，量儿大小，以

意加减。

圣惠治小儿食痫及惊风百病虎睛丸方

虎睛 一对微炒取人　牛黄 煨　朱砂 研，各细

真珠 沫　甘遂 黄煨　赤芍药 细

赤茯苓　甘草 赤剉微炙　牡蛎 黄炒

杏仁 汤浸去皮尖，以仁，各一分　麝香 羊分细研

犀角屑 麸炒微黄，各一分　巴豆 去皮心膜，去油，各半两

1692

右件藥擣羅為末用糯米飯和丸如菉豆

大每服以荊芥湯下二丸量兒大小以意

加減

聖惠治小兒食癇朱砂丸方

朱砂一兩細研 水飛過 各研

磐石半兩細研 各研

牛黃

川大黃剉碎微炒

桂心

雲母粉

雄黃研並細炒

黃連去頂

雷丸

半夏湯洗七次去滑

真珠末

乾姜剉炮裂

代赭

巴豆黃谷一分 去皮心膜炒

1693

右件药捣罗为末，炼蜜和丸，如黍米大，百

日内儿，以乳汁下两丸，三岁至七岁，以粥

饮下五丸，量儿大小，加减服之。

圣惠治小儿食痫，喘息粗，真珠丸方

真珠　末

　　　　天竺黄　　雄黄

巴豆　去皮心　射香

　　　去油去皮尖及仁

杏仁　研如膏各一分

　　　汤浸去皮尖

右件药都细研令匀，炼蜜和丸，如黄米大，

一岁二岁，每服以温水下五丸，量儿大小，

以意加减。

丁头代赭　捣罗
　　　　　为末

1694

聖惠治小兒食癇乳癖積聚壯熱心神多驚

牛黄丸方

牛黄　　　　朱砂　　　　鈆霜研各細

真珠末　　　犀角屑　　　牡蠣粉

甘草炙微赤剉　杏仁湯浸去皮尖双仁
　　　　　　　研如膏各一分

射香細研　　　巴豆十粒去皮心研
　　　　　　　巴豆霜裹墨去油

右件藥檮羅為末入研了藥同研令勻煉
蜜和丸如麻子大三歲兒以金銀薄荷湯
下二丸量兒大小以意加減

聖惠治小兒七歲已下食癇壯熱無辜疳癖

辟雄黃丸方、

雄黃　麝香　牛黃研各細

朱砂　石膏水飛過　杏仁湯浸去赤皮

牡蠣粉　巴豆出油各半兩

甘遂微黃一分煨

右件藥搗羅爲末，錬蜜和，丸如黍米大，每

服以粥飲下三丸，如利三兩度，勿惟更隨

兒大小，加減服之。

聖惠治小兒食癇化凝滯㳚食墜澱利大腸。

真珠丸方

真珠 末　　天竺黃　　朱砂 並細研各一分

雄黃 研各細　　射香 研　　代赭

蜣蜋 炙　　杏仁 湯浸去皮尖雙仁麩炒微黃各半兩

巴豆 十粒用油煎令

巴豆褐色與杏仁研

右件藥都研為末，煉蜜和丸，如菉豆大，每

服以生姜湯下二丸，量兒大小，以意加減。

聖惠治小兒食癇，心胸痰滯，大小便常多祕

澀。防葵丸方。

防葵 末　　滑石 各半兩　　牛黃

麝香 各半 分　　巴豆 取霜二十粒　　臕粉

1697

朱砂各一 蛇蜕皮烧灰一条

右件药同细研，以糯米饭和丸，如黍米大

每服以粥饮下二丸，量儿大小增减服之

圣惠治小儿食痫，乳食不消，心腹壅滞四肢

惊掣宜服此方。

朱砂 五灵脂 各一

巴豆五粒，去皮心研，纸裹压出油

右件药细研如粉，用烧栗米饭和丸如黄

米大，一二岁儿每服用温水下二丸，以吐

利为妙，量儿大小以意加减。

聖惠治小兒乳食不消、心腹結實、壯熱煩悶

搖頭反目、口吐涎沫、名為食癇、鉛霜丸方

鉛霜　　　　臘粉　分各一

巴豆　五粒去皮心　紙裹壓去油

右件藥都研為末、以糯米飯和丸如粟米

大、每服以通草薄荷湯下一丸、三歲已上

加丸服之、

聖惠治小兒食癇、墜痰涎、金箔丸方

金箔　五片細研　甘遂　一分煨微黃擣為末

臘粉　三分

右件药拌和研令匀，以枣瓤和作剂子，以
五片金箔裹上，更着湿纸裹煨，灰火煨匀，
熟候冷取研，丸如黍豆大，每服以人参汤
下二丸，量儿大小，以意加减。

银澒雄珠膏方，治食痫快利膈。

牛黄 研

真珠 研末

白僵蚕 研细

丁头代赭石 细末
　持为

桃仁 汤浸去赤皮为
　细末，各一分，

雄黄 明者细研
　半两，水磨精，

右件同拌匀，炼蜜和丸，如鸡头大，每服一

九至二九。人参汤化下。

張渙妙聖丹方治食癥利胸膈。

木香　　代赭石　　馬牙硝

川大黄 炮各四十九　蝎稍 枚微炒 一分

巳上擣羅為細末，次用

朱砂 研 半兩細　麝香 研一錢
木飛

臘粉 分　巴豆 七箇去皮心膜 紙裹出油細研 半

右件一處拌勻，滴水和丸，如黍粒大。每服

三粒至五粒，磨沉香湯下。乳後，量兒大小加

減。

殟漩蟾酥丹、治食癇妻盛湯藥不下方、

蟾酥

牡蠣粉 研

犀角屑 為末

真珠 研、末各

甘草 煨黄

射香 一錢 研細

杏仁 麩炒去皮尖

巴豆 七粒去皮心、膜出油細研

右件一慶再研為細末、用糯米飯和、如九

黍米大、每服三粒、煎荊芥湯放溫冷下、量

兒大小加減、

熱癇第四 亦名退癇除熱

聖惠論犬小兒熱癇者、由氣血不和、內有積

1702

熱之所致也凡小兒骨味輕軟腸胃細微易

為傷動若乳食不常藏腑壅滯蘊搐生熱不

得宣通熱極甚者則發癇也其狀口眼相牽

手足抽掣牙口中吐沫㗭㗭作聲頸項反張

腰背強直身躰壯熱或叫或啼者是熱癇之

候也

潀潤論小兒心神多不寧將養過溫內生邪

熱所以多驚甚者變成諸癇宜服退癇除熱

之藥

外臺備急療未滿月兒及出月兒壯熱發癇

鈞藤湯方

鈞藤一分　柴胡　蚱蟬一枚去翅熬為末湯成下

升麻　黃芩

甘草矢　大黃各二分　蛇蛻皮矢二寸

竹瀝三合　石膏研三分

右十味切，以水一升，煮三合半，和竹瀝服
一合，得利見湯色出，停後服，至五六十日
兒二服一合，乳母忌海藻菘菜蕪荑崔氏云
若連發不醒加麻黃一分去節

聖惠治小兒風壅氣盛心胸痰滯壯熱發癇

1704

鈞藤散方

鈞藤一分　蚱蟬二枚微炒去翅足

川升麻去須　麥門冬去心焙　川大黃劉微炒研

甘草亦劉各半　子芩兩　蛇蛻皮燒灰

石膏兩三

右件藥搗羅為散，每服一錢，以水一小盞，煎至五分去滓，入竹瀝半合，量兒大小，分減服之。

聖惠治小兒熱癇，皮肉壯熱，煩躁頭痛，宜服

茯神散方

1705

茯神　　　　　川升麻　　　　钩藤

甘草微炙赤　　犀角屑各三　　白鲜皮
屑各二分

羚羊角屑半两　石膏二两　　　龙齿二两

蚱蝉去翅足三枚微炒

右件药捣麄罗为散，每服一钱，以水一小
盏，煎至五分，去滓，量儿大小，分减温服。

圣惠治小儿百日已来至三四岁发热痫瘛，
瘛身躰如火宜服白鲜皮散方。

白鲜皮　　　　黄芩　　　　　川升麻

地骨皮　　　　钩藤　　　　　犀角

胡黄連 各三分　麥門冬 去心 煨　龍齒 各一兩

甘草 一分 炙 微赤剉

右件藥擣粗羅為散每服一錢以水一小

盞煎至五分去滓入牛黄末一字量兒大 水

小分減溫服

聖惠治小兒熱癇嘔吐涎煩悶躰熱子苓散

方

子苓 去蘆　犀角屑

甘草 炙微赤剉各半　釣藤 兩

人參 去頭各半　赤茯苓

川升麻 分各三

1707

右件藥搗麁羅為散，每服一錢，水一小盞

煎至五分，去滓，量大小分減服

聖惠治小兒熱癇時々戴上眼吐沫釣藤散

方、

釣藤 分三

蚱蟬 二枚微炒 去翅足

牛黃 細研留入

人參 去頭蘆　子苓

川大黃 剉碎微炒 各半兩

右件藥搗麁羅為散，每服一錢，以水一小

盞，煎至五分，去滓，入牛黃一字，量兒大小

分減溫服

聖惠治小児體熱嘔吐發癇麥門冬散方

麥門冬去心焙一兩半　　　　　　鈎藤一兩

黃芩　　赤芍藥　　川升麻

茯神　　川大黃剉碎微炒　各三分

右件藥搗羅為散每服一錢以水一小盞

煎至五分去滓溫服更量児大小加減服

之、

聖惠治小児熱癇面赤心躁犀角散方

犀角屑　　釣藤　　元參　　川升麻

蚱蟬翅足微炒去　甘草灸剉

黄芩　栀子仁各半　麥門冬一兩去心焙

右件藥擣羅為散，每服一錢，以水一小盞，入苦竹葉七片，煎至五分，去滓溫服，更量兒大小以意加減。

聖惠治小兒熱痢不如人迷悶嚼舌仰目栀子散方。

栀子仁半兩　子芩　釣藤

吳藍各一兩　龍齒　石膏各二兩

川大黄三兩剉微炒

右件藥擣羅為散，每服一錢，以水一小盞

煎至五分去滓溫服更量兒大小以意加
減、

聖惠治小兒熱過迷悶發癇升麻散方

川升麻　　鈞藤　　史君子

子芩　　朴消各一　石膏去

龍齒各二兩嬰孺　柴胡苗

　　各用四錢　川大黃剉碎微炒各三分嬰

赤芍藥　　　　大黃八分別持

候湯成
和服

右件藥搗羅為散每服一錢水一小盞煎

至五分去滓溫服更量兒大小加減服之

《圣惠》治小儿热癎四肢抽掣，每日数发宣服
此除热镇心紫石英散方、

紫石英　石膏水飞过，滑石

白石脂　细研水　寒水石两　一川大黄剉，微炒

朱砂飞过，　甘草赤剉一两，各半　犀角屑两

龙齿细研二两

牡蛎粉分一

右件药捣罗为散，每眼以温薄荷汤调下
半钱，量儿大小加减服之、

《圣惠》治小儿热癎发歇不定，眼目直视，身躯
壮热吐沫心神迷闷牛黄丸方、

1712

牛黃研半兩

蚱蟬去翅足三枚微炒

石膏飛过細研水　龍遂各二兩

川升麻　犀角屑　胡黃連

鈎藤　龍膽去芦頭　川大黃剉碎微炒

杏仁麸炒微黃去皮尖双仁各三錢　金銀箔片細研各十五

栀子仁

右件藥搗羅為末入研了藥同研令勻鍊

蜜和搗三二百杵丸如菉豆大每服以竹

瀝研五丸服之量兒大小以意加減

聖惠治小兒熱癇搐頭吐舌四肢抽掣心神

驚悸虎睛丸方

虎睛一對酒浸微灸用

人參去蘆頭　鉤藤　牛黃細研

射香一分研　犀角屑二分　茯神兩各半

朱砂細研水飛酒浸各一兩　川大黃炒微

右件藥搗羅為末入研了藥同研令勻鍊

窨和調和菜豆大一歲兒以金銀湯研化

一丸服之日三眼兒稍大加丸數服之

嬰孺治少小驚癇除熱二味丹參摩膏方

丹參　雷丸各一兩

右煎豬脂幷藥七上七下去滓摩身上日

再三摩之

嬰孺治少小百二十癇止驚常服除熱疾灸
藥丸方

灼藥　　　石膏　當歸
鐵粉 各三　蚱蟬 四箇亡者自 大黃
人參 各五　桂心 半 二分 銀屑
芎　　　　龍骨　細辛
黃芩 各二　牛黃 銖 三

右為末蜜丸麻子大，一服二丸，日三，如不
知稍增，可至四五丸。

婴孺治少小癎病熱多者方

壮荆根十五斤剉洗净　　生鐵一大(半碎)

黑豆一大升半布袋盛　　甘草一大(兩碎)

右件藥以水五大斗煮取一斗半去滓澄

清澄煎如饧每食上取一匙和桑穀湯及

酒服之日再眠重者一月水羹。

張渙蝉殼散方治諸癎挾熱

蝉殼　　　　　人参(各去芦頭一兩)黄芩

茯神　　　　　川升麻(各一分)

已上擣羅爲細末次用

1716

牛黃 研 一分　天竺黃 研　牡蠣粉 研 各一錢

右件同細研匀，每服半錢，煎荊芥薄荷湯

調下。

殘瀝犀角湯方 退癇鎮心神。

犀角屑 一兩　茯苓 細剉　麥門冬 去心焙乾　黃芩 各兩半

人參 去頭蘆　甘草 炙

右件搗羅為細末，每服一錢，水八分，入生

地黃汁少許同煎四分，去滓溫服。

　　癲癇第五

黃帝素問奇病論，帝曰，人生有病癲疾者，病

1717

名谓何安所得之。歧伯曰：病名为胎病，此得之在母腹中时，母有所大惊，气上而不下，精气并居，故令子发为癫也。

刘氏病源，痫者，小儿病也。十岁已上为癫，十岁已下为痫，其发之状，或口眼相引，而目睛上摇，或手足掣瘲，或背脊强直，或颈项反折，皆因三种。诸方说痫，名证不同，大抵其发之源，背因三种。种，风痫、惊痫、食痫是也。

圣惠论夫小儿癫痫者，由风邪热毒伤于手少阴之经故也。心为帝王，神之所舍，其藏坚

1718

固不受外邪若風熱蘊積乗於心則令恍惚

不安精神離散榮衛氣亂陰陽相并故發癲

癇也又云小兒在胎之時其母卒有大驚精

氣并居則令子癲癇也

巢氏論小兒五七歲至十歲已上發癇者若

精神恍惚不定陰陽相干霍亂之類病乃名

癲疾

顖顬經治孩子從一歲致大癲發無時口出

白沫小便淋瀝不利二十二味虎睛丸

虎睛 一雙生眼佳曝
乾酒浸令黃色

真珠

1719

蜂房　鐵各三

鐵精、

子芩

栀子仁

升麻　各三

人参　分三

石膏　分五

右件為末研錬蜜為丸四五歲如赤豆大

五九日再服犬兒十九米飲下忌生冷油

麻黃去節二分

防葵

龍齒各四

羌活分

細辛半一分

釣藤分三

大黃

銀屑

柴胡

白鮮皮分

雷丸赤令灸五寸

蛇皮灸

蚱蝉翘足灸四枚去

膩、臟、

《外臺》古今錄驗療五癲牛癲則牛鳴馬癲則
馬嘶狗癲則狗吠羊癲則羊鳴雞癲則雞鳴
五癲病者腑藏相引盈氣起寒厥不識人氣
爭攣瘛吐沫父而得蘇雄黃丸方　千金令　雄雌丸

雄黃　研
雌黃　方用一兩　各一兩熱　千金
真珠　末
水銀　水銀使八分
鈆丹　金此一味是鉛
丹砂　金月二兩　半兩研汁

二兩熱成屑浮

右六味擣和以蜜又擣三萬杵為丸先食
服胡豆大三丸日再驚癇亦愈良　千金范
汪同兒三丸如小豆忌生血物

聖惠治小兒心藏積熱時發癲癇嘔吐涎沫

作声迷悶鐵粉丸方

鐵粉 研 各細　龍齒一兩 各細研　鉛霜 三

射香 研細　天南星 各一　天麻 分

朱砂 飛过研　水銀

黑鈆 各半兩與水銀結為砂子細研

右件藥捣羅為末都研令勻以錬蜜和丸

如菉豆大每服以竹瀝研化五丸服之量

兒大小以意加減

聖惠治小兒癲發動無時心悶吐沫雄黄丸

1722

雄黃　　鐵粉研各細　朱砂細研水

獦猪膽二枚　熊膽一分　鯉魚膽七枚

烏牛膽半枚　青羊膽二枚　射香細研

右以諸眼膽汁相和令勻即入諸藥末和

九如菜豆大每服以金銀湯下五九量兒

大小以意加減

聖惠治小兒五歲至七歲發癲癇無時發動

口出白沫遺失大小便不覺虎睛九方

虎睛細研　朱砂過半兩細研水飛

雷丸（三分）　露蜂房（灸煅）　麻黄（去根）

子芩　甘草（灸微赤剉）　天麻　川大黄（剉微炒）

钩藤（各半两）　防葵　石膏（细研水飞过）

龙齿（研细）　栀子仁　银箔（细研）

蚱蝉（去翅足各一两微）　牛黄（研细）　蛇蜕皮（剉微炒各三分）

射香　柴胡（去苗）　白鲜皮

羌活　沙参（去芦头各三分）

川升麻

右件药捣罗为末，炼蜜和捣三二百杵，丸如菉豆大，每眼以粥饮下五丸，量儿大小

加減服之

聖惠治小兒癲癇瘈瘲發歇無時地龍散方

乾地龍微炒　虎睛微炙一對　人參一分去芦頭

已上三味同擣羅為末

金銀箔各十片　朱砂　雄黃

天竺黃　代赭　鈆霜

鐵粉分各一

右件藥都研細入前三味研令勻每服以

溫水調下半錢更看兒大小加減

聖惠治小兒癲癇至大不差或發即口出白

沫并大小便出不知、虎睛九方、

虎睛一對酒浸一宿微炒細研　朱砂

石膏水飛过　各細研　鐵粉　龍齒細研各一兩

露蜂房灸　羌活　釣藤

防葵　麻黃去根　川升麻各半兩

細辛一分　牛黃細研半分　蚱蟬翅足灸四枚去

右件藥杵羅為末都研令勻錬蜜和九如

麻子大每服以溫水下五九更量兒大小

加減服之

聖惠治小兒癲癇連年不差方、

1726

鈆　　水銀兩各二　硫黄

鐵粉各一兩

右先將鈆於鐺子中令消即下硫黄炒不

住手就鐺研攪待硫黄煙氣似息入水銀

又攪次下鐵粉以武火燒少時將出一夜

露地出火毒後研令極細即以粟米飯和

丸如菉豆大安於食後以金銀湯下五丸

量兒大小以意加減

聖惠治小兒癲癇等疾方

光明朱砂埚者一兩顆

右以金箔隨朱砂顆塊大小各裹之用磁
石末入回濟了餅子中實築中心留一坑
子卻以朱砂置坑子內上更以磁石末覆
之餅子口更以銀一片可餅口大小蓋之
以文火養七日火常令露鈗以筯刺得入
養一七日後去鈗大火煆之候冷出於乳
鉢中細研卻置於通油鉢子內上以馬牙
硝末徧覆之卻置飯甑中蒸一炊久其朱
砂化成水有患者食後以溫水調下半錢
量見大小以意加減服之

聖惠治小兒癲癎欲發即精神不足眼目不

明瘀瘵惡聲嚼舌吐沫雌黃丸方

雌黃細研則黃色黃丹炒令褐色各一兩
令褐色

射香分一

右件藥相和細研如粉用牛乳一升慢火

熬成膏可丸即丸如菉豆大每服以溫水

下三九日三服量兒大小以意加減服之

聖惠治小兒癲癎發歇不定朱砂丸方

朱砂飛過水飛研細 鈆霜 鐵粉

馬牙硝各一兩

右件藥細研如麵以棗肉和丸如菜豆大
每於食後以熟水下三丸量兒大小以意
加減

嬰孺治小兒一二歲發癇至大不差成癲病
發無時口出白沫并大小便不知出虎睛丸
方

虎睛　一具酒浸

龍齒

鉄粉精　一宿灸黄

蜂房　灸

子李

梔子仁

釣藤皮

丹砂

大黄

銀屑　各四分

柴胡

白鮮皮　麻黄去節　雷丸二分炙各三

羌活　沙参　升麻各三分

牛黄半分　蚱蟬四枚去足翅各七

防葵　蛇蛻皮各灸分　細辛一分半

石膏五分

右為末蜜丸四五歲服大豆大十九、與顱顖經藥味同只多牛黃灸分兩不同、

張渙熊膽丹方治癲癇鎮心安神

真熊膽　鐵粉研各一兩　朱砂水飛研

生天南星末　雄黄別研各半兩

粉霜研一分　脑射各研一钱

右件同拌匀用獖猪膽一枚取汁和諸藥、

丸如黍米大、每服十粒至二十粒、煎金銀

薄荷湯下、

張涣天麻散方、祛風治癲癇、

天麻　　防風　　麻黄去節根

甘草炙　川升麻　羌活各一兩

黄芩　　川大黄炮各半兩

右件搗羅為末、每服一錢水一盞、煎至五

分去滓放溫服、

張涣黑錫丹方治癲癇及諸癇胞絡澀滯

黑錫 二兩同水銀半兩慢火結砂子　鈆霜 取末

鐵粉 各細研半兩　射香 一分細研　天南星 一兩炮

右件同再研匀滴水和如黍米大每服十

粒煎竹葉湯下

張涣應丹方治癲癇連年不差

黑錫　硫黄　水銀 細研

鐵粉 研各一兩　金銀箔 各三十片

右件將錫於鐺子内熔令消即入硫黄炒

不住手就鐺研攪候硫黄煙氣似息次入

水銀鐵粉金銀餡同攪用緊火燒少時都
頌出露地一宿出火毒再研和勻用粟米
飯和如菉豆大每於食後服五粒至七粒
煎人參湯下量兒大小加減

幼幼新書

十三

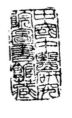

幼幼新書卷第十三　胎風中風

胎風第一

中風凡十門

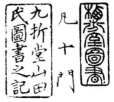

九折堂山田
氏圖書之記

中風口喎邪僻第九

中風不隨第八　疹疾附

中風四肢拘攣第七

中風涎潮第六

中風口噤第五

中風瘛瘲第四

中風第三

一切風第二

胎風第一

中風失音不語第十

胎風第一

聖惠論、夫小兒在胎中之時、藏腑未具、神
氣微弱、其母或調適失宜、食飲不節、噴怒
無度、舉動驚胎、或坐臥當風、或觸冒寒暑、
腠理開泄、風邪所傷、入於胞中、兒生之後、
邪氣在於藏腑、不得宣通、而又洗浴當風、
包裹失度、冷觸臍帶、風傷四肢、乳哺不調、
疾熱壅積、則令壯熱吐呢、頸裏饒驚、心神
不安于足抽掣、身体強直、眼目反張、故號

胎風若風熱不除，爽成癇疾也。

人間此患太迷微，此患醫流必少知、

一百日中同一氣，三周天度是胎期、

子生身熱如湯潑，胎熱還因是母肥

腦額有瘡唯得效，必因胎內與夫為

生瘡兩腳如穿爛，此去難推五歲期

一臘未經先撮口，兩拳雙握背腰竒

便知藏腑生邪毒，只限三朝骨肉離

男子握拳指婦外，女兒向外不堪醫。

須看逆候难行藥、更求籤脈在中肩。

肩裏有籤紅碧色、一云青碧色、四十八候云红魚赤。

笑来有命莫相疑、若有黑光千萬死、

鳳髓經云、眉裏赤紅、四十八候此身

此一局云、黑綠若还魚青色。

何處覓良醫。

此產母食毒物、或多飲酒便胎氣悉後

見生下一如湯澄、身亦有溜氣常急者

不治或有白溜者亦然、過三歲則定、婦

人八九箇月有身尚未止房事所以額

上并脚上有瘧、其瘧雖截、截而復發甚

小兒形證論四十八候胎風歌同後云此
候如是頭長子或母身大或夏天把斗过
度初生七八日間發後看大梅指男兒向
外女兒向裏更看赤脉在眉間形證順則
安逆 死多有醫人不識呼作脾風者候

不快則惡候洞即次省證候調理

者必死若肩中上下青紅鮮靜者生若
湏

時男子指在外女子指在内則順也逆

不盡天年也若生下孩兒手大指握拳

者必主㿗風撮口牙關緊急受命亦短

1741

也、可下蚰蜒圓癎門中（方見）一切或大青丹、急慢（方見）

驚風三五歲方進通經散、（方見本門）門十（方見）

聖惠治小兒胎風搐搦筋脉拘急、牙關或

時緊硬犀角圓方

犀角屑　　天南星（炮）　　白附子（炮裂）

乾蝎（炒微）　天麻　　麻黄（去根節名半兩）

白花蛇（皮骨炙令黄）一兩酒浸去

巳上七味、擣羅為末、用無灰酒二大盞

攪令匀、於慢火上煎、旋添酒不住手攪、

以酒盡為度、次入

1742

牛黄　臘粉　朱砂 半

水銀星盡各一分　麝香 分

虎睛微炙一對　龍腦一錢

右件藥並細研都入酒煎膏內著硬軟

和圓如菉豆大不計時候以竹瀝下三

圓量兒大小加減服之

聖惠治小兒胎風驚熱手腳急強天竺黄

嚴方

天竺黄研細　胡黄連微炙　犀角屑 半分

天麻焙乾　蟬殼一分　牛黄細研

1743

右件藥捣羅為散都研令匀不計時候
以新汲水調下一字二歲已上加藥服
之、

聖惠治小兒胎風驚熱搐搦心神煩乱或
渴牛黄散方、

牛黄細研半分　人參去芦頭　甘草炙微剉

麝金半分　川大黄微炒剉碎　朱砂細研水飛过

胡黄連两各半　真珠末一分

右件藥捣細羅為散都研令匀不計時
候以蜜水調下半錢量兒大小以意加

1744

减服之。

聖惠治小児胎風心熱驚癇朱砂散方

朱砂　　牛黄　　天竺黄

鉄粉分各一　麝香分半

右件藥都研令細每服以竹瀝調下半

錢不計時候量児大小以意加減

聖惠治小児胎風驚熱牛黄散方

牛黄　　朱砂並細研各一分研天竺黄

鈆霜研各細人参去芦頭馬牙硝細研各半兩一兩

右件藥擣細羅為散每服以薄荷湯調

1745

下半錢、量兒大小、加減服之

聖惠治小兒胎風及驚風、虎睛圓方

天麻 酒浸焙乾微

羌活

獨活

乾蝎 炒微

烏蛇肉 炙微黃

蝉蚕 炒微

麝香 一分細研

虎睛 一对酒浸炙微黃各

右件藥搗羅為末、以麵糊和圓如菉豆
大、每眼三圓、破研、不計時候、以薄荷湯
眼之、

聖惠治小兒胎風發作抽掣、渾身急強、眼
目反張、水銀圓方

水銀　天麻酒浸　天南星裂炮

白附子裂炮　白殭蠶　乾蠍各一兩並做炒

腦麝研細　藿香分　各一

右件藥搗羅為末先用少許棗肉研水

銀星盡與諸藥末同研令勻鍊蜜和圓

如菉豆大不計時候以薄荷酒研三圓

服之量兒大小以意加減得汗出立效

聖惠治小兒胎風手足搐搦徧身壯熱牛

黃圓子方

牛黃　朱砂研各細　犀角屑

蝎梢　炒微

水銀　用黑鈆一分同炒結為砂子細研

天浆子　炒

天南星　一分炮裂各

麝香　細研半分

右件藥擣羅為末以糯米飯和圓如菉
豆大不計時候以薄荷湯化破三圓服
之量兒大小以意加減、

聖惠治小兒胎中久積風熱發渴手足搐
搦多驚不睡露蜂房圓方

露蜂房　炒令黄色

天南星　半分炮裂各

朱砂　細研水飛過各半兩

蠶蛾　炒微

天麻子 微炒 三十枚

乾蝎 炒微　牛黄 研細

臘粉

水銀 以棗肉研令星尽各一分

右件薬擣羅為末都研令匀以煉蜜和

圓如菉豆大不計時候煎槐柳薄荷湯

下五圓量児大小以意加減

聖惠治小児胎風搐搦壮熱多驚天竺黄

圓方

天竺黄 研細　天南星 炮裂地　胡黄連 各半兩

釒霜　牛黄 各一分並研細

右件藥搗羅為末，研入牛黃等令勻。用
枣内和圓如菉豆大，不計時候以乳汁
研破三圓服之，量兒大小，以意加減。如
三歲已上，用酒及荆芥湯下。

聖惠治小兒胎風，手足抽掣，宜服牛黃圓
方。

牛黃〈各〉　天竺黃〈一兩〉〈各半〉　羌活〈末〉

麝香〈分各一〉　蝎尾〈二枚頭全炒〉

右件藥研羅為細末，煉蜜和為圓如麻
子大，一二歲不計時候，以薄荷湯下三

圓三四歲兒每服五圓、量兒大小、以意

加減、

眼水銀圓方

聖惠治小兒胎風、四肢驚掣、痰涎壅滯、宜

水銀　同結作砂子　半兩　黑錫半兩

乾蝎　微炒　半夏　湯洗七遍去滑　鬱金　天麻　潤浸焙乾

白附子　炮裂　各壹分

右件藥搗羅為末、以軟飯和、圓如菉豆

大、不計時候、以薄荷湯下一圓、量兒大

小、加減服之、

1751

四十八候治小兒胎風通經散方

人參　　　　茯苓　　朱砂分各一

當歸兩　　　蝎　　　牛膠錢各一

蟬退箇七　　紅芍藥分二　甘草炙五寸

犀角許少

右為末每服一錢半麥門冬湯調下杏

仁湯亦可

張氏家傳蝎稍散治小兒胎風天瘹客忤

急慢驚風往來潮搐盛喘逆哽氣不安

人參錢三　　白殭蠶直一若全蝎四箇一十

辰砂　真麝_{各一分}

右件三味為細末。外再入辰砂麝香同
研勻。每服一字金銀薄荷湯調下。如慢
驚即入白附子末一分。

一切風第二

千金翼丹參膏主傷寒時行賊風惡氣在
外肢節痛寧不得屈伸。填頭咽喉。痹塞噤
閉入腹則心急腹脹胃中嘔逆。藥悉主之
病在腹內眼之。在外摩之。緩風不逆濕痹
不仁。偏枯拘屈口面喎斜。耳聾遠痛風頭

腫痹脛中風痛石癰結核瘰癧堅腫未潰

傳之取消及赤白癜疹諸腫魚頭作癰疽

若摩之令消風結核在手後風水遊腫疼

痛瘤癭針之黃汁出時行瘟氣服之如棗

大一枚小兒一切風以意減之方

丹多　　　　菊耳根 各兩　　秦艽 兩

羌活 去　　　蜀椒 汗出目者 口　牛膝 兩

烏頭 炮去　　連翹　　　　　白术 各二

躑躅花　　　菊花　　　　　莽草 兩

右一十二味切以苦酒五升麻油七升

合煎，苦酒盡去滓用猪脂煎成膏凡風

冷者用洒眼熱毒單眼遶痛綿沾爵之

仙人水鑑黄鹽方治小兒百日內患風不

計名目好惡悉皆主之

黄鹽一分，研，陶隱居云此海黄鹽
可以作魚鮓及醃葅

薄荷一分搗

水銀末水盛霜去盐取之然後入薬
一兩入二味中同蝦一復時通

桃花　　　菊花　　　黄蜀葵花

薄荷花　　牛蒡子各二　寒水石一分

右並生搗如粉入水銀霜同研令匀以

1755

蜜為圓如麻子大、若是患風者、不計好

惡病狀服之神妙、

外臺殘文仲療一切風及偏風發四枝口

目喎庆言語寒澀其湯不虛人勝於續命

湯、故錄傳之、特豈老小用之方

羌活

防風　各二

生地黃　汁

竹瀝

荊瀝　已上三味升各　取一升五合

蜀附子　九破者　大者一枚生用去油　重一兩者有油

右六味切內前三瀝汁中寬大煎取一

升五合、去滓、溫分二眼、服比相去八九

里若風甚頻服五六劑驗不可論特宜

問

芡小等魚閒冬夏並豆服之魚忌隔三

日服一劑至益佳忌猪肉蕪荑

外臺張文仲治小児一切風寒水石煮散

方.

寒水石　　　石膏　各八　　滑石

白石脂　　　龍骨　兩各　　桂心

甘草　灸　　牡蠣　熬各　二兩　赤石脂

乾薑　　　　大黄　兩　　犀角　屑　一兩

右一十二味搗以馬尾羅篩之將皮囊

1757

盛之，急繫頭掛著高涼處，欲服，以水一

升煮五六沸，內方寸匕藥，煮七八沸、

下火燈清瀉出，頓服之，每日服亦得，百

無所忌，小兒服之，即以意斟酌多少忌

生蔥海藻菘菜、

博濟方，治小兒癱緩一切風疾傷寒、小兒

驚風等，雙圓子、

天麻 灸 輕　　蝎稍 全者 須是蜂 天南星 炮過

蠍蛾　　　　生犀 末 錢　　羚羊角 末 錢

朱砂 別研　　藿香葉　　　　白檀香

烏蛇酒浸去皮骨輕炙

天雄尖

麝香　各半兩

雄黃　一錢

牛黃　一分

零陵香　各一兩乙

狐肝一具，水煮薄切，焙乾，別研

烏鴉燒為灰，別研羅入諸藥末內

右件一十七味藥並揀擇淨，分兩秤足，

依法條製搗了，然後更細研令勻，煉蜜

為堁，硬軟得所，都於石上槌三百下，用

垍器盛，每服二圓，薄荷湯下，大人白豆

大，小兒菜豆大圓，卒患癱瘓中

風，郎臚粉三大錢，水調同藥化下，小兒

1759

驚風金銀薄荷湯下。婦人血風。并產前

產後中風。手足彎曲。當歸。紅花。酒下。傷

寒。豆淋酒下三五圓。

博濟方。治一切風毒上攻。心胷木利。口舌

乾澀風虛疾癱。不思飲食。及風毒下注。腰

脚疼痛脾虛体黃腎敗骨弱疎疾利膈。治

癱緩等一切風疾。小兒驚風透冰丹。

川大黃　　益智子 去皮　茯苓 去皮

茯神 去木　蔓荊子 去蒖花　威灵仙 去土

天麻　　仙灵脾 去梗　吴白芷

山栀子去皮各一两小者為上　麝香一分別研

細墨方烧用醋淬研匀一分別研太酽句

川烏頭河水浸半月三日一换水切作四两生用去皮臍太酽匀方用

片焙乾益一两炒黄去益

右並生為末入麝香墨拌和匀蜜搜和

入白内杵一万下圆如梧子大每服薄

荷汁温酒下两圆如卒中研四圆用皂

角白礬温水下立效癱瘓風每日服三

五圆常服一圆茶酒任下小兒驚風入

臘粉少許薄荷汁化半圆灌之療瘭慈

茶清下一圆，忌动风毒物。

博济方，大治大人小儿一切风疾，但服此

药，无不应效神宝丹。

石膏 巳上各一两

自然铜 铜鉚 半 金星礜石 禹余粮石

先将上件四味药，用炭火煅通赤，倾在

酽醋内淬，如此凡一七度了，放乾后都

捣罗为末入在甆盆内，以汤淘洗二十

度，候浮尽上面黑汁澄净了只水在底

真实药於甆器内慢火逼尽水脉后细

研乃用諸藥如後、

蔓荊子　　威靈仙　　茯苓 去皮

天竺黃　　天仙藤　　白殭蠶

鈆白霜　　天仙藤　　白蒺藜

旋覆花　　莽草　　　犀角 鎊

半夏 次湯洗去涎七次熬黃色　　蚵蚾蝤 去毒火炒

桑螵蛸　　瓜蔕 七ケ 二各　　赤小豆 四十九粒住

人參　　　檳榔 各半兩 半生半熟　　藿香 已上各一分十

劍脊烏蛇 酒浸去皮炙滑　　烏蛇 黃用内一兩　　白龍砂 以白大先

真虎骨 一兩酒浸 炙黃

繫定將粟米餕三日取其第三日

糞陶取粟米焙乾用一兩

上件藥修製搗羅了次用下項藥

好朱砂飛一兩　牛黃　龍腦分　各一

麝香　　　臘粉　　　乳香許各少

右以六味藥研殺如塵用前藥攪和令

勻用槐膠水黃麵糊和得所入鉒臼搗

熟丸如彈子大焙乾每一粒豆淋酒磨

下作十服每五服後浸皂角水磨下服

之小兒患即酌大小以意加減與服用

薄荷金銀湯磨下神效不可具述

灵苑生朱散治大人小儿一切风及惊痫
风痫久不差方

铁粉

人参

青黛

雄黄

轻粉

天南星 炮

天麻 炙

附子 炮裂去皮脐

半夏 炒

朱砂 各一分

牛膝

黄丹 炒令紫色

乾蝎 生

半夏 生姜汁浸一宿 各一两半钱

麝香 研入

右一十四味同杵罗为细末，每服一钱，
温酒调下，小儿一字，薄荷汤调下，忌动
风毒物。

灵苑太一流金火道散治大人小儿一切

風方

獅蠋花　肉桂去麁皮　乾薑刮去

附子去皮臍並生為末一錢半匕　細辛

朱砂研　皂角去皮子微炒　藥蘆各二匕

牡丹皮杵末用四錢匕

右九味各須研碾令極細又同研令匀

凡氣厥及厠上中惡大人小兒卒中感

厥諸藥不醒人事手足搐搦戴目悶絕

及元氣血氣上衝痛悶欲絕者頭風夾

腦風傷寒不解皆吹鼻内，大人一字，小
兒半字，得嚏為效，再用不嚏者，難理也，
傷寒仍以葱汁為丸，如菉豆大，每服七
九，用薄荷薑臘茶下傷寒久不解者，葱
酒下十九立效，

大醫局婁金丸治諸風神志不定，恍惚去
來吞強語澀，心忪煩悶，口眼喎僻，手足癱
曳及風虛眩冒頭目昏痛，或旋運僵仆，涎
潮搐搦卒中怱風不省人事，小兒驚風諸
癇並皆治之

天竺黄

白附子 炮

牛黄 研

脑麝 研各一两

天麻 去苗皮骨

防风 去芦头

细辛 洗去苗焙

川芎

白花蛇 酒浸去皮焙各三两 以牛胆汁和为末作饼扞阴乾

天南星

白芷 洗

人参 去芦头 一两半 各

白僵蚕 炒去丝

羌活 去苗

黄耆 去芦头剉秤

甘草 炙

羚羊角 镑根

芍药 去皮秤

犀角 镑

麻黄 即去根

茯苓 去土秤

金箔 一百片为衣

薹本 二两洗

甘菊 去土四两

生地黄 一两半 汁五升入蜜一斤酒二升酥慢火熬成膏放冷

右為細末，以地黃汁膏子搜和，每兩作

五十九，以金箔為衣，每服一圓細嚼，溫

酒下。若中風涎潮不語，香塞甚者，加至

三九，用薄荷自然汁同溫酒共半盞化，

藥灌之。常服一九，濃煎人參湯下，薄

荷湯亦得。小兒每服皂大。薄荷湯化

下。

太醫局龍虎丹治丈夫婦人新得久患急
凡
風緩風半身不遂手腳筋攣及凡毒症攻
衰
遍身瘡痍頭凡多饒白屑毒風面上生瘡，

刺風状如針刺癇風急倒作声頑風不認
痛痒瘂風頭生班駁暗風頭旋眼黑瘰風
面生赤點肝風鼻悶眼瞤偏風口眼喎斜
節風肢節㽷續解風心多嘔逆酒風行步
不前肺風鼻塞項疼膽風令人不睡氣乏
肉似蟲行腎風耳內蟬鳴陰間濕痒及小
児驚風方.

川羌活 焙去苗洗
牛膝 焙乾略炒
大附子 炮去皮 酒浸去苗秤

天竺黃 秤
川芎 洗
天麻 生製去苗

半夏〔湯浸七次用生姜汁製〕 細辛〔洗去苗生〕

何首烏〔去麤皮〕 獨活 柴胡〔去苗〕

桔梗〔生〕 藿香葉〔生〕 黑牽牛〔蠶〕

硫黃〔結砂子〕 川烏頭〔炮去皮秤〕

官桂〔去麤皮〕 白礬蠶〔蠶〕 香白芷〔生〕

舶上茴香〔蠶微〕 甘松香〔洗去土秤〕

縮砂仁 菊花〔生去土〕 五灵脂〔生各五兩〕

烏蛇〔酒浸去皮焙乾秤半介骨〕 防風〔剉去苗〕 白乾薑〔炮〕

白蒺藜〔蠶〕 地龍〔蠶去土〕

朱砂〔各研水飛三兩〕 木香〔生〕 雄黃〔飛水〕

馬牙硝　研　水銀　与硫黄用慢火結

　　　　　　　　　　砂子各一兩

寒水石飛一斤　炀通赤研　麝香　研一分

龍腦研半兩

右為細末錬蜜為劑每服一丸如雞頭

大用薄荷酒嚼下日進一服重即兩服

產後驚風乱道見物朱砂酒磨下產後

身多虛煩血風頻增香沉身如針刺髮

隨梳落面黄心逆並煎當歸酒嚼下日

進兩服若治傷寒妙蒽豉酒嚼下一二

眼盖覆出汗立愈小兒驚風薄荷酒化

下少許大人急風口噤失音等薄荷酒

化灌之常服茶酒任下不拘時候服。

大醫局青州白丸子治男子婦人半身不

遂手足頑麻口眼喎斜痰涎壅塞及一切

風藥他所不能療者，小兒驚風犬人頭風

洗頭風婦人血風並眼之

　天南星　三兩　生用以水浸洗

　半夏　生用以水浸洗　過白好者七兩

　白附子　二兩　生用

　川烏頭　去皮臍生　用半兩

右搗羅為細末以生絹袋盛用井花水

擺末出者更以手撋令出，如有滓更研

再入絹袋攪盡為度枚甕盆內日中晒
夜露至曉并水別用井花水攪又晒至
末日早再換新水攪如此春五日夏三
日秋七日冬十日去水晒乾後如玉片
碎研以糯米粉煎粥清為丸如菜豆大
初服五九加至十五九生薑湯下不計
時候如癱緩風以溫酒下二十九日三
服至三日後浴當有汗便能舒展服經
三五日呵欠是應常服十粒已未永無
風疾癰壅之患小兒驚風薄荷湯下兩

三圓、

太醫局八風散治風氣上攻頭目昏眩、肢
体拘急煩疼或皮膚風瘼痒痛及治寒壅
不調鼻塞声重小児虛風方、

人參 去芦 黄耆 去芦 甘草 剉㷖各
頭剉

防风 去芦頭 又枝者 羌活 去芦頭各三片 白芷

前胡 各一斤去芦頭 藿香葉 去土半斤

右為細末、每服二錢、水一中盞、入薄荷
少許同煎至七分、去滓食後溫服臘茶
清調服一大錢亦得小児虛風、兒乳香臘

1775

茶清調服半錢，更量兒大小臨時加減。

太醫局消風散　治諸風上攻，頭目昏痛，項
背拘急，肢体煩疼，肌肉蠕動，目眩運，耳
哺蟬鳴，眼澀好睡，鼻塞多嚏，皮膚頑麻，瘙
痒癮疹。又治婦人血凡，頭皮腫痒，眉稜骨
痛，旋軍欲倒，痰逆惡心，及小兒虛凡目澀
昏困急慢驚凡方。

羌活　去

白茯苓　去皮

防風　去芦頭

人參　芦頭　去

白殭蠶　炒

荆芥穗

芎藭

藿香葉　去土

甘草　炙

蝉殼二兩　已上各厚朴去粗皮姜汁炙令炙

陳橘皮各半兩洗淨焙乾

右為細末,每眼二錢茶清調下,切久病

偏匸,每日三眼,便竟輕減如脫着沐浴

暴感風寒頭痛聲重寒熱倦疼用荆芥

清茶調下溫酒調下亦得可併服之小

兒虛匸目澀昏困及急慢驚風用乳香

荆芥湯調下半錢並不計時候眼

太醫局返魂丹治小兒諸風癇癲潮發瘀

癍口眼相引項背強直牙關緊急目睛上

視及諸病以虛變生虛風多腦困昏莡莗

不解逐旦服之

烏犀　鎊

當歸　去蘆頭酒浸微炒各二兩

蟬殼　去土微炒

附子　去皮臍酒浸後炮

石斛　剉去根

川芎

龍腦　細研水飛己

牛黃　研各

朱砂　水飛細研微炒

肉豆蔻　微炒去壳

雄黃　上各半兩

天南星　煮洗生姜自然汁

天麻　剉酒洗焙乾炒黃

檳榔

蝸蠶　去絲嘴微炒

白附子　炮微肉桂丈去粗

白花蛇

蟅蟲

烏蛇　各去皮酒浸一宿炙冷用肉

半夏 湯洗七次汁浸三宿炒令黃　乾蝎

萆薢 各微炒令　細辛 苗去　沉香

阿膠 杵碎炒如砾子　陳橘皮 白湯洗去微炒

防風 去又枝　槐膠　藿香葉 去土

羌活　獨活 芦頸各去　麻黃 節去根

川烏頭 烧令通赤烟少許入坑内圓之食上覆用荷子盏　麝香 一兩別研　天竺黃 研細　入酒

羚羊角 鎊　麝香 一兩別研　天竺黃 研細

木香　人參 去芦頭　乾薑 炮研

茯苓 去黑皮各微　蔓荆子 去白皮晚蠶蛾

桑螵蛸 炒各微　何烏首 煮米汁浸一宿切焙

1779

藥本 土去

白术 米泔浸一宿焙乾微炒夫炒去

枳殼 麩切

縮砂仁

白芷 各酒醋塗炙

敗龜

虎骨 炙去粗皮塗姜汁炙

丁香 別研

學朴 去粗皮令炙已上各三分去

金箔 二十箔為衣

烏鴉 窠翅月揀取入新瓦固臍用泥固臍用 為末

臟粉 三具已上一味臘月揀取入泥固臍用

狐肝 一錐內以毛上一盞

尽炭火兩出候必燒研令通極如炎成砂細研

各半兩銀急炒如青泥盛成汁

同水銀急炒如青泥盛成汁

右仲藥五十八味盖顧如法修事擣研

令細鍊白蜜合和入酥再擣三五千下

九如桐子大，每一歲兒一圓，溫薄荷白

然汁化下，不計時候服

【嬰隔】治少小心氣不足，風歷五藏神氣錯

乱發作有時夢寐驚恐，結氣口脣乾燥，互

眼鎮心酒方

秦艽　　　　乾地黃　　　柴胡

銀屑　　　　麥門冬去心　薯蕷

獨活　　　　桂心　　　　茯神

鉄精　　　　防風　　　　當歸

人參　　　　丹砂　　　　芎䓖各四

牛黄 杏仁 三分 去皮各 黄耆 一分

桑螵蛸 二分 雞頭 箇一

又二十味絹袋中酒三斗浸，春夏五日、

秋冬十日，三歲兒半合，五歲一合。

嬰孺，治小児体上瘤々方。

馬尿

右取洗之。

嬰孺又方、

牛鼻上津、

右取塗之。

1782

良方，治大人小兒諸風傷寒通関散

旋德烏頭 四兩 敲波旋德 有芦頭肌白者藥本

防風　當帰　芎

天南星　白芷　乾薑

雄黄 研　桂 生勿近火　各半兩並

右烏細末煆 葱酒下一字或半錢癱緩

加牛黄麝香小兒減半薄荷酒下

莊氏家傳羌活膏治小兒虚風及吐瀉後

精神昏困歐行之方

川羌活　防風 各一兩　川芎

荆芥穗

蝎梢 酒浸三　天麻 酒浸三
　　 日焙乾　　　日焙乾

人参　白术　白茯苓 二两各半

右同为末，枣肉或蜜和，熬樱桃大砂朱为衣。每服一丸，薄荷汤化下。枣肉和蜜佳久之太，和味美小儿易服，坚硬寻常多用蜜。

长沙医者丁安中传，太一丹治小儿诸风惊痫潮热，发搐口眼相引，项背强直精神昏愦，涎涎不利，一切虚风豆眼。

乌蛇肉 一宿 酒浸　天南星 炮　雄黄 研各三两

白附子 炮三两半 朱砂 研　麻黄 去节各二两

全蝎 去土　天麻 各一分各半　浸一宿

琥珀　生地黄 一分　甘草炙半分

右件為細末，煉蜜為丸，如雞頭子大，每

服一粒，用薄荷湯調下。

長沙醫者血松年傳摩熨法，治小兒虛風

癃瘓。

白丁香 直　蝎梢 筒 各七　蜈蚣一條

胡黄連 末炒　白附子一筒大若申敷箇

軟嫩地坑先用大燒令坑末放在若薄荷汁浸透令

坑內用好醋一盞浸令氣盡為度

右為細末，取忍涎為丸，如雞頭大，每服

1785

一九、蔥湯化開，填在臍內，常用热手熨
摩，候兒作声為效。

聖惠灸法，小儿但是凡病，諸般醫治不差，
灸耳上八髮際一寸五分，嚙而取之，畔谷
穴也。

中風第三

巢氏病源，小儿中風候，小儿血氣未定，肌
膚脆弱，若將養乖宜，寒溫失度，腠理虛開，
即為風所中也。凡中凡皆從背諸藏俞入，
若中心風，但得偃臥，不得傾側，汗出脣亦

若汗流者可治，急灸心腧。若脣或青或白或黃或黑，此是心壞為水，面目亭亭時悚動，皆不復可治，五十日而死。若肝中風踞坐不得低頭，若繞兩目連額上色微有青，脣色青而面黃可治，急灸肝腧。若大青黑，面一黃一白者是肝已傷，不可復治，數日而死。若脾中風踞而腹滿，身通黃，吐鹹汗出者可治，急灸脾腧。若手足青者不可復治也。若腎中風踞而腰痛，視脅左右未有黃色如餅䊏大者可治，急灸腎腧。若齒黃

赤贊髮直面土色不可治也肺中風偃卧

而肖滿短氣胃悶汗出視目下鼻上下兩

边下行至口色白可治慈灸肺俞若黃為

肺已傷化為血不可復治也其人當要扱

空或自拈衣如此數日而死此五藏之中

風也其年長成童者灸皆百止若五六歲

巳下至於嬰兒灸者以意消息之凡嬰兒

若中於風則的成癲癇也

芧先生有小兒中風候大热牙関緊噤狂

躁此候曰热盛束虚被邪氣吹着致此哳

治者急用奪命散，方見噎慢與吐下風涎

方醒，次用勻氣散，方見胃氣不和門中醒脾散方有二

方見慢脾風門中　相夾與服，三日內下

鎮心九，方見驚門中一切朱砂膏，積門中第四日。

下金青丹方見火驚門中積與通下風涎，再下勻氣

散，廻陽散傷寒門中醒脾安藥，常服鎮心

九，即愈。

張渙謹按小兒氣血未定，腠理間踈，若將

養失宜，寒溫失度，積神不守，死，中風邪，令

兒昏困不省，手足抽掣，方名中厄，候也，最

為緊急。若中風潮發，一向不省，方名風痙

病也。又邪氣多中於心肺間，其狀背滿短

氣、胃悶汗出，尤為大矣。及中風不語、口噤、

口眼喎斜、半身不遂。

婴童寶鑑小兒五藏中風歌

小兒心藏中風時，踡臥背紅汗透衣

但矣心俞三五壯，脣青黃白黑難醫

目瞪此為心已壞，多應性命六朝期

肝風蹜生牽頭難，早矣肝俞病即安

細視眼連脣上色，青黃須道易醫看

黑色只應呴日死，命歸泉壞不能還。

脾家若也風邪腹，滿身黃色似瓜吐

沫此時猶可治，手青足冷命还賒腰

疼目黑腎家凡，兩脇和柔病可攻急

灸腎俞方得差，面黃瘦發火嚥空肺

風軀臥肯中滿短，氣心煩汗轉多鼻

口兩边純色白，早頂醫治得安和

又云。

尋縫面黃人豈在，咫尺句中入逝徙

唯有肺俞堪灸療，後人李者細尋歌

本草治小兒中風項強背起

衣魚於項背上摩之

金匱要略續命湯治中風痱身體不能自

收口不能言胃味不知痛處或拘急不得

轉側姚云與大續命湯同魚治婦人產後

去血者及老人小兒方

麻黃 三兩 去節　　桂枝 去皮　　當歸

人參　　石膏 碎　　乾薑

甘草 二兩　　杏仁 去皮尖 四十枚

芎藭 一兩

右九味㕮咀以水一斗煮取四升去滓

温服一升，当小汗，薄覆脊，凭几坐汗出
则愈，不汗更服，无所禁，勿当风并治但
伏不得卧欬逆上气，面目洪肿，兒小量
度与之。范汪云：是仲景方欠两味

千金增损续命汤治小兒卒中风恶痉及
久风四枝角弓反张不随并躯瘲僻不能

行步方

麻黄 去根　甘草 炙　桂心 各一
　　　　　　　　　　　　　两

芳藭　葛根　升麻 各十

当归　独活 八铢　人参

黄芩　　石膏各半两

杏仁十二枚　浸去皮尖

右十二味哎咀，以水六升煮麻黄去上沫，乃内諸藥煮取一升二合，三歲兒分為四服，一日令尽少取汗，得汗以粉之。

千金治少小中風脉浮發热自汗出，項强鼻鳴乾嘔桂枝湯方。

桂心　　甘草炙　芍藥

生薑各一两　大枣四枚

右五味哎咀，以水三升，煮取一升，三

此方与伤寒篇中

方相宜，然用各异。散

千金治少小新生中风二物驴毛散

驴毛　拭取如子梅指大一把

麝香　惠用一分

右以乳汁和铜器中微火煎令焦熟

末之小儿不能饮以乳汁和之苇筒

写着咽中然后饮乳令入腹

千金治少小中尣如欲绝汤方

大黄　壮蛎　龙骨

蓍蓤根　甘草炙　桂心二銖各拮

赤石脂　寒水石各六銖

右八味哎咀、以水一升內藥重半兩煮

再沸、挽去滓、羊歲兒眼如一雞子殼大

兒盡眼、入口中即愈汗出粉之藥无毒

可眼日二、熱加大黃不汗加麻黃无寒水

石、朴消代之、

千金治少小新生、肌膚勁弱、喜為凡邪所

中、身休壯熱、或中大風子之驚掣、五物甘

草生摩膏方

1796

甘草 炙　防風 各一兩　雷九二 半 二兩

白术 地　桔梗 十铢 各二

右㕮咀，以不中水猪防一斤煎为膏，以

煎药微火上煎之，消息视稠浊膏成去

滓，取如弹九大，一枚炙手以摩儿百过

寒者更炙，者更寒，小儿雏无病，早起

常以膏摩顖上及于足心，甚辟寒风，

千金治大人小儿中风发热，大戟洗汤方

大戟　苦参

右二味等分末之，以药半升白酢浆

斗煮三沸遣寒温洗之從上下寒乃止
立差小兒三指撮漿水四升煮洗之
仙人水鑑子生七日以後半月已前手脚
抽動者庸醫皆云是天癇乃此即悮兒性
命又云客忤此是在母胎中骨節及毛孔
中邪風尘後四枝被外凡所干致有此疾
根源在胎為骨節風是陰陽不止之氣所
于兒子生後不為天癇乃治之神妙莫越
此門又云有孕之後父母交通惡氣形胎
所以此疾余治之法曾聆千餘家一一皆

應非志士勿可妄傳號曰水銀膏

水銀一大兩以青竹筒子野之從十二
月膩日下廁中釡為盖蜜封閉勿
令穢污入內五月五日取出其銀並
飛上釡盖上如霜雪取下即入諸藥

青黛　　　黃蜀葵花　分各一
牙硝　分三　胡黃連　分末六

右研釡霜令極細取白羊骨中髓九之
如菉豆大以水研一九灌之立效

仙人水鑑孩子手脚搐搦號為骨節風俗
呼為天瘹已在前說手與足其理不同今
後重明以　生命脚搐手不搐者宜使此

1799

方。

竹瀝和黄連、　更入一銖鈹、黄丹是

熬令充作散、　塗足不抽痒、

右緣孩子未及百日骨節末開宣作此

治之切不得灸也灸即火氣攻心甚厄

难可得除依此萬不失一也

外臺、千金排風湯主大人小児諸毒風氣

邪風所中口噤悶絶不識人身体疼煩面

目暴腫手足腫方、　羚羊角末　貝齒末

犀角末

1800

升麻末

右四味，各一两和匀，以药四方寸匕，水

二升半煮取一升，去滓，服五合，然药者

以意增之，若惶和鸡子傅十日三，老小

以意亦可多合用之，深师同

聖惠治小儿中风，筋脉拘急项强腰背硬

手足搐搦，欹斜不定，羚羊角散方

羚羊角 屑　　防风 去芦头　　麻黄 去根

黄芩　　桂心　　细辛 三

甘草 炙微赤剉已　　上各半两　　羌活 分三

1801

右件藥捣，鹿罗为散，每服一钱，以水一
小盏，煎至五分，去滓，入竹沥半合，更煎
一两沸，温服，量儿大小加减，频服，汗出
效。

聖惠治小儿中急风，口眼俱搐搦，背强直
手足拘急，牛黄散方。

牛黄三分细研入　天南星一分生使　麝香研细
臟粉一分　桑螵蛸三分微炒　乾蝎半生月半微炒
白花蛇腰巳前者酒浸去尺骨令微黄各一两半

右件藥捣细罗为散，都研令匀，每服以

温酒調下一字量兒大小以意加減服
之。

聖惠治小兒中風。四肢拘急心神悶亂。腰
背強硬。天南星圓方。

天南星炮　臓粉入研　牛黃

麝香各一分細研　白附子炮裂　半夏湯洗七次去滑

麻黃去根節微　槐子炒微　防風頭去芦

朱砂飛過研水　犀角屑半兩各三　五灵脂

乾蝎一兩微炒各　金銀箔十片各

右件藥擣羅為末。入研了藥。都研令勻。

用醋一大盏，入药末一半，以慢火熬成

膏，次入馀药末，和丸如兼豆大，一岁一

九，二岁二九，三五岁至三九，以温酒下

日三四服。

聖惠治小儿中風口眼偏斜筋脉拘急及

胎中疾病朱砂丸方。

朱砂水飞过 半两细研

牛黄

麝香 研 各细

白附子 炮裂

白僵蚕 炒微

乾蝎 微

乾薑 炮裂剉

天麻

各一分

右件药捣罗为散，入研了药令匀，用软

粳米飯和丸、如黍米大、每服以乳汁化

下三丸、日三服、更量兒大小、加減服之

聖惠治小兒中風子芝撮搐及驚風牛黄

九方、

牛黄〔研細〕　乾蝎〔炒微〕　防風〔去蘆頭〕

麝香〔研細〕　鈆霜〔研細〕　南星〔地裂各〕

犀角〔屑〕　天麻　天竺黄〔研細〕

白附子〔炮〕　烏蛇肉〔炙令黄〕

朱砂〔細研水飛各半兩〕　臘粉〔一分〕

右件藥搗羅為末、入研了藥令勻、煉蜜和

圆如菉豆大，每服用温薄荷酒研下三
丸，更量儿大小加减服之

治小儿中恶口眼牵急米砂丸方

朱砂 研过 水飞 各 微炒　白殭蚕 微妙

天南星 半两

右件药捣罗为末，以麵糊和圆如菉豆
大，每一岁一丸，以薄荷汤下

治小儿中破伤风没心草散方

没心草 两半

白附子 炮裂 一分

右件药捣，细罗为散，每服以薄荷酒调

呀一字量児大小加減服之

圣惠治小児汗出中風身体拘急壮热苦

啼丹参散方

丹参 两半　鼠囊 微炒 三七枚

右件药捣細罗为散每服以浆水调

半钱量児大小加減服之

圣惠治小児中風吐涎礬金散方

礬金 两末半　臕粉 不一

巴豆 十二以小便浸去皮出油研如膏

右件药都研令勻每服以橘皮湯調下

一字吐涎出即效量兒大小加減服之

太醫局和師牛黄丸治大人小兒卒暴中

風眩暈倒仆精神昏塞不省人事牙關緊

急目睛直視胃膈喉中痰涎壅塞及諸癎

潮發手足瘈瘲口眼相引項背強直並皆

治之

牛黄 益細研　麝香 另　輕粉 研各一

粉霜 灸半兩　金箔 衣　銀箔 百片益研

雄黄　辰砂　石碌 水飛

蛇黄　礠石

1808

石燕子 並火燒醋淬九次細研各一兩

右件都研勻細用酒煮麵糊和丸如雞

頭大每服一丸煎薄荷酒磨下老人可

服半丸小兒十歲已下分為四服蜜水

磨下四歲已下分為五服未滿一歲可

分七服如牙關緊急以物幹開灌之

譚氏方治小兒初中風瘫緩一日內

擔礬細研如麵每使一字許用溫醋湯

下立吐出涎漸輕

譚氏方治小兒中風牙關不開

天南星一箇煨熟紙裹封角末要透氣
於細處剪雞頭大一竅子透氣於鼻孔
中牙關立開、

養生必用續命湯治中風痱身体不能自
收口不能言冒眛不知痛處拘急不得轉
側婦人産後去血老人小兒並可服身无痱
痛處、四肢不收言不収言
变智不乱、有知可治去卻

麻黄三兩去卯　　桂丈去尽

人参去芦　　石膏　　乾薑

甘草二兩　芎　白芍藥各一兩

杏仁 去皮尖火焙 炒黃半兩

右為麤末，每服三錢，水一盞半，煎至一

盞去滓、取七分、清汁溫服、日三、忌如常

臿中覆取微汁、

嬰孺治少小風邪言語錯亂、不知人、鴟頭

酒方、

鴟頭 一箇　　秦艽　　丹參

石南草　　　獨活　　防已

細辛 已上各 四分　芍藥 分

右切入絹袋、清酒五升浸之、隨時日數

服半合日三服。

嬰孺治小兒卒肩息上氣不得安惡風入
肺麻黃湯方

麻黃四兩去節　桂心五分　五味子半升

甘草一兩炙　半夏二兩洗　生薑四分

右以水五升，煮二升，百日兒半合，二百
日兒一合，以次量大小與之，日進三服，

嬰孺增損續命湯，治小兒卒中風欹斜，長
石湯方

大黃　　麻黃去節　　滑石

長理石　石膏綿包碎各四分　防風

牡蠣煅　菭蕠　甘草炙

赤石脂赤　桂心各二　龍骨

白石脂　寒水石以朴消代之各一分、无寒水石亦

右為末、以水一升用末三錢童煮二

去滓三歲兒服一雞子許令盡大兒

服入口則愈汗出粉之、日進三眼、熱

大黃不得汗加麻黃

嬰孺治少小中風脈浮發熱汗不出、頭

鳴乾嘔、尘薑湯方

1813

生薑　　　　甘草 炙　　　　芍藥 各一

桂心 三兩　　枣 去核 十个　　　　兩

右以水三升煮取一升為三服自汗出

者加附子一箇小者如渴去桂加苦蔞

半兩痛作去芍藥加乾薑三分附子小

者一箇炮心下悸去芍藥加茯苓三兩

表虛裏實去桂加膠飴二兩

嬰孺治少小中風㑳来寒熱胷脇滿嘿嘿

煩心喜嘔不飲食黄芩湯方

黄芩　　　人參　　　甘草 炙

1814

半夏洗　　乾薑　各一　柴胡
　　　　　　　　三
棗十个去核　　兩　　　兩

右切以水三升煮一升为三服煩者去
半夏人參加苦薑子半箇當歸二兩龍
骨二兩苦薑根二兩腹中痛者去黃芩
加芍藥一兩茯苓二兩表證不解者去
人參加桂心二兩微發汗得病七八日
不解結熱在内往來寒熱者加黃連二
兩芒硝半兩為常法大良

嬰隔沿小兒汗出中風一日之時兒頸煩

1815

腰背热、二日即臍热、手足不举。景天散

景天　　丹砂分各二　麻黄去

白术粉各一

右为末、浆水服一刀圭。日进三服、立已。

殷浚麻黄汤治小儿中风祛风爽精神

麻黄　　防风　　细辛

黄芩各一　羌活半两　甘草微炙一分

大川附子一枚童半两微炮去皮脐

右仵为麄末、每服一大钱、水一盏、入生

姜三片、薄荷两叶、煎五分、去滓稍热时

時灌之、

猳㹠螵蛸散治小兒中厄疾㾦、

桑螵蛸 炒微　天麻 兩各一　天南星 炮微

白殭蠶 炒　乾全蝎 各一分

巳上擣為羅末次用

腦粉　牛黃　麝香 各一錢 並細研

右件同拌勻再研細服一字至半錢溫

酒調下量兒大小加減、

猳㹠日、花蛇散治小兒中風嗁聲不出及

心肺中風尤冝服之、

白花蛇去皮骨炙令黄 腰已上者酒浸　桂心

人参去芦頭者一兩　羚羊角屑

菖蒲一寸九節者一兩

川鳥頭破臍十兩炮裂六

右件為細末、每服一字至半錢、點麝香

荊芥湯調下、偹眼

殘渦槐子煎治小兒中風不省、

防風微燒各一兩　白附子微炮　槐子炒

壇蠶一兩湯洗七遍　麻黃去根節秤　乾薑

半夏各半兩

已上擣羅為細末用好醋兩大盞慢火

熬成膏次用

牛黃　麝香 分研 各一兩　朱砂 半兩細研水飛

金箔 二十片研

右件都拌勻和成膏如菉豆大五眼五

粗溫酒下量兒大小加減若牙關緊急

即化破灌之

奪魂此聖丹治小兒心師中風並豆眼之

乾全蝎一兩微妙天南星用止菱治

白附子二兩　川附子炮去尖臍

右件捣罗为细末，入脑粉一钱研匀，炼

蜜和丸，菜豆大。每服五粒至七粒，煎荆

芥汤下。量儿大小加减服之。

保生信效方，回生九，主伤寒八九日，汗不

出及日数多，沉重精神不爽，人相当，汗欬

出不出危殆者。又主伤寒外病手足欬挛。

筋受寒邪而厥冷。又高年人虚劳烦喘，妇

人经水不匀，气血虚劳。又主破伤风疾，欬

肺痿盗汗，寒热身痛，小儿郁鬱，令迷懵癡。

各豆汗者。

麻黃 去根節秤

桑根白皮 乙丁汀划划土下荆苦自林為佳

續随子 兩 白藥子 粗末三兩為

已上四味用河水五石先侵一宿共大

釜器中煞々添浸藥慢火熬以麻黃心

黑水只有二三斗為度取去滓用之生

絹袋濾过再入銀石器或砂器内熬成

膏、

没藥 研 透明乳香 水中坐乳 钵研之

桔梗 研五日極 白芷

鐘乳 細入肉 研五日極

当归 去芦头汤浸焙洗过 人参

木香 各半 白茯苓 去皮一两 沉香 一两

苦参 两六

右十一味为末亲研匀细，以前麻黄膏
和丸如弹子大，须腊月令，每服一丸，百
沸汤半盏化下，觉怔忪内脯汗出是效
小儿量与，常以零陵香白芷为末养此
药，百沸汤乃大上煎百沸也

鸡宝方 狐胆丸，治大人小儿中风，神效

浮萍草 揪取，不计多少阴乾 柴背省七月十五日

雄狐膽 水臨乾

十二月

右將浮萍草一味為末，用膽汁丸芥子

大每服大人小兒三九金銀薄荷湯下

不計時候服

聖惠灸法小兒身強角弓反張灸鼻上入

髮際三分三壯，次灸大椎下即間三壯炷

如小麥大

嬰童寶鑑灸法小兒五藏中風谷遂藏灸

本俞心風灸心俞第五椎下兩傍各一寸

半肺風灸肺俞第三椎下兩傍各一寸半

1823

肝風灸肝俞第九椎下兩傍各一寸半㨗

風灸脾俞第十一椎下兩傍各一寸半腎

風灸腎俞第十四椎下兩傍各一寸半

中風痓第四

巢氏病源小兒風痓候小兒風痓之病狀

如癇而背脊頭項強直是風傷太陽之經

小兒解脫或臍瘡未合為風所傷皆令發

痓、

千金論曰溫病熱入腎中亦為痓小兒病

痫
病熱盛亦為痓凡風瘖暴尸厥及兒魘不

癘，癘皆相似，宜精察之，故經言火厥則成癲，

是以知似也。

千金又論曰，太陽中風，重感於寒濕則變

痙也，痙者口噤不開，背強而直，如發癇之

狀，搖頭馬鳴，腰反折，須臾十發，氣息如絕，

汗出如雨，時有脫易得之者，新產婦人及

金瘡血脈虛竭，小兒臍風，大人涼濕，得痙

風者皆死，濕病熱盛入腎，小兒癇熱盛皆

痙々瘥厥癲皆相似，故久欬成癲，審察之，

其重者患耳中策々痛皆風入腎經中也

不治流入腎側喜卒然体痙直如死皆豆

眼小續命湯兩三劑也若耳痛腫生汁作

癰癤者乃無害也惟風豆防耳針耳前動

脈及風府神良

莉先生小兒有因癇失調而傳變候雙目

上視都不見黑睛渾身強直或返張如死

尸或似角弓五哽下黑血此候因癇其卻

变痙調理即依癇病如吐瀉不止死候大

凡此候十中無一旦圖知候也

千金翼療小兒賊風急痙方

铁屑炒使极热投酒中饮之

圣惠治小儿中风瘛项强腰背硬四肢拘
急方闭紧神思昏闷朱砂散方

朱砂 分三　　雀儿饭瓮 五枚　蝎尾 二七

晚蚕蛾 十枚　白附子 炮二枚为末

右件药都研嗄匀细不计时候以薄荷
酒调下一字量儿大小加减服之

圣惠治小儿中风瘛牙关紧急项背强直
及一切惊痫牛黄丸方

牛黄　　天竺黄　　雄黄 各细研

1827

腦麝入研

犀角屑　乾蝎炒微

水銀研星尽　附子炮裂去皮脐各一分

朱砂細研飛过研　天麻炙微　白殭蚕炒微

蟬殼炒微　桑螵蛸炒微　羚羊角屑

香附子　白附子炮裂　羌活

獨活微炙已上　蔓荆子　蒲黄去节

野狐肝各半两酒浸去

烏蛇一两炙骨微黄

右件藥擣羅為末入研了藥同研令匀

鍊蜜和丸如麻子大不計時候以薄荷

1828

酒研下三丸，量儿大小，此意加减。

圣惠治小儿中风痉及天瘹惊痫一切诸风乌蛇九方。

乌蛇一两酒浸去皮　天浆子二十枚去壳

乾蝎一分微炒　黑附子去皮脐一两炮裂

天南星微妙　白附子裂並地炮天麻炒微

防风去芦　半夏洗七遍去滑汤各半两

已上九味，都以酒浸七日後取出焙乾，

捣罗为末　腻麝　朱砂

牛黄

雄黄如粉各一分

已上五味同研

右件藥都研令匀用糯米飯和圓如黍

米大不計時候用薄荷湯下三丸量兒

大小以意加減服之

聖惠治小兒中風瘛瘲及驚癇諸風手足搐

搦不定烏犀丸方

烏犀角 屑　　天南星　　白附子 並炮 裂

乾蝎 炒微　　天麻 各一

白花蛇 半兩 酒浸去皮骨炙令微黄

已上六味搗羅為末以無灰酒一小盞

同入银器内，煎令稠则入後药，

牛黄　　　　　脑麝研並細　　腻粉

水银巳上各一分熬研令星尽

朱砂飛过半两細研水

虎睛一对酒浸微炙

右件药七味都研為末入煎药煎和丸

如麻子大不計時候用竹瀝下三丸量

儿大小以意加减服之

聖惠治小儿中风痉反天瘹鹜邪风痫白

蝎虿丸方

白蝎虿炒微　　白附子炮裂各一两

乾蝎一分（微炒去丈骨）　　烏蛇（酒浸去皮骨微黄）

天南星（裂炮）　朱砂（过，细研水飞，各半两）

右件藥搗羅為末都研令勻以粳米飯

和丸如麻子大不計時候以薄荷溫酒

下三丸量兒大小以意加減服之

殢涎通聖散治小兒中風痙病方

白附子（两半）　蝎尾二十　天漿子

脱齾蜕城四枚　各一十

已上搗羅為細末次入

朱砂（水飞一分细研）　麝香（研一字）

右件拌匀细研，每服一字至半钱，薄荷

汤调入酒一滴同调下。

展瀄乌犀煎治小儿痘病心肺中风並宜

服之。

乌犀角屑两　一　天南星微炮　天麻

白附子冬半　　白花蛇酒浸去皮骨炙黄

蝎梢两

右件为细末，用无灰酒两大盏，入银器

中，慢大熬成膏如皂，大每服一粒，点

麝香汤化下。

猧獡又方狐肝膏

桑螵蛸 炒微黄　麻黄 去根　蔓荆子

乌蛇肉 酒浸一宿焙乾　羌活

独活 各一兩

巳上捣羅為細末次入

朱砂半兩　牛黄　麝香 各一分並細研

右件都拌匀，用野狐肝半具石臼中同

捣三二百下，成膏如皂皂大，每眼一粒

用薄荷自然汁入酒三两点同化下。

猧獡又方奪命散

麻黄去根節杵 乾蝎全各乙 乾蛇頭一ケ酒浸炙黄

蜈蚣一条赤頭者睬炙黄

草烏頭地去皮大者一枚

已上搗羅為細末次用

朱砂一分 牛黄 腦子各一錢并細研

右件一處拌勻研極細每服一字溫酒

調下

獂瀨又方天南星膏 赤頭蜈蚣炙酥

天南星一兩研為細末用酒浸慢火酒熬成膏各半

烏蛇梢焙乾全蝎兩

已上三味為細末，次用

朱研 研水飛 牛黄

右件用天南星膏子通拌匀於石臼中

搗成膏，每服一皂皂大，用薄荷自然汁

入酒一滴同化下

麝香 並細研
各一分

中風口噤第五

巢氏病源 小兒中風口噤候，小兒中風口

噤者是風入頷頰之筋故也。手三陽之筋

入結頷頰，噤、陽明之筋上夾於口，膚睫虛

受風冷客於諸陽之筋，々得寒冷則寧急，

1836

故機関不利而口噤也、

嬰童室鑑 小兒中風口喎及口噤歓

三陽連口頬　風傷口必喎

諸筋風若中、　噤急不能開、

葛氏肘後治中風口噤方

雞屎白如大豆三枚末以水飲之、當差

聖惠以溫酒研下大豆計

千金雞屎丸主小兒卒中風口噤不下一

物方、

崔氏如麻子大丸之、飲下、即愈、大良、惠涇

1837

用雄雀糞以麪糊和丸、

薄荷湯下麻子大三丸、

子母秘錄、小兒中風嚛乳不下、

白棘

右燒末水銀服一錢匕

聖惠治小兒中風杀口嚛不開煩沉冥々

如醉防風散方

防風去蘆頭　　川升麻　　羚羊角屑

羌活　　石膏各半兩

右件藥搗麤羅爲散每服一錢以水一

小盞煎至五分去滓入竹瀝半合更煎

一两沸，不计时候，量儿大小，以意分减温服。

圣惠治小儿中风，口噤，四肢拘急，桂枝散方。

桂枝　　　　　独活　　　麻黄去根

赤芍药　　　　川大黄炙微　防风去芦头

细辛分各一

右件药捣细罗为散，不计时候，以薄荷温酒调下半钱，量儿大小，以意加减。

圣惠治小儿中风，口噤，腰背强硬，撷搦犀

角散方

犀角屑　白附子炮裂　獨活　麻黄去根

天麻两半　乾蝎炒微　牛黄一分細研各

天南星半两炮裂　麝香半分細研

右件藥擣細羅為散入研了藥都研令

匀不計時候以薄荷酒調下半錢蓋覆

汗出立驗量兒大小加減服之

圣惠治小兒中風口噤不知人事欲死宜

眼此神驗方

瓜蒂七枚

赤小豆二七粒

1840

乾蝎一枚尾全者微妙

右件藥擣細羅為散，每服以粥飲調下

半錢，服後以吐為效，量兒大小加減服

之。

聖惠治小兒中風口噤抵全圓方

臘粉錢二　　羌活　　白附子炮裂

乾蝎炒微炒　天南星炮裂各一分

右件藥擣羅為末，入臘粉都研令勻，煉

蜜和丸如菉豆大，不計時候用薄荷水

研破三丸，服後吐出風涎或瀉出如羹

汁相似即效量兒大小以意加減

圣惠治小兒中風口噤体热筋脈拘急烏

犀角九方

犀角屑　　　羚羊角屑　　　防風去芦頭

黄芩分各一　麝香細研一分　朱砂水飛过半兩研

右件藥擣羅為末都研令匀煉蜜和圆

如菉豆大不計時候以薄荷酒研下三

九量兒大小以意加減

圣惠又方

右以竹瀝半合微温灌之

狼瀝石膏湯治小児中風口噤領頰寧急
寅寅如醉、

石膏　　　　川升麻　　獨活兩各一

麻黃去根枰　赤芍藥各半　防風

細辛　　　　桂枝兩　　　甘草一分各

右件擣羅為細末每服一大錢水一盞

入薄荷竹葉各少許煎五分去滓溫服

王氏手集治小児牙關緊不語不入乳開

開散方

蜈蚣一条　　白僵蠶　　　天南星一炙各炒各

麝香〔当门子〕二筒　猪牙皂角〔烧灰〕二铤

右件为末，用生姜汁蘸药末少许、擦牙
关及舌根下、涎出自开

吉氏家传治口噤不开、吐风散

蝎螺者〔直〕　蝎各一个〔大者全用〕　天南星〔末一〕

右末、安眼一字朦茶调下

长沙医者郑愈传治小儿牙关紧、口噤不
开、还魂丹

天南星〔去心〕一个
麝香字一　蝎梢三七个
朱砂〔别研〕二次

右各細研後却入乳鉢内再研同重羅

麵少許滴水為圓如菉豆大每遇小兒

有此病狀口噤不開悤令水研化一丸

滴入口中令活後都以金銀薄荷湯灌

下二三九如定後方將荆藥調理

中風涎潮第六

猭渙白玉丹治小兒中風涎潮

天南星　　　半夏用一寸九節　白礜蠶炒做

桂心　　　石菖蒲者各一兩

已上擣羅為細末次用

1845

臈粉　龍腦各一分並細研

右件都拌勻取生薑汁和，如黍米大，每

眼十粒，煎人參湯下。

礬金丹治小兒中風潮發涎盛。

礬金末　蝎梢　桔梗

天南星半兩微炒各

巴上搏羅爲細末，次用

五枚以童子小便浸一宿

巴豆去皮心，膜，出油，研成膏，一分

臈粉研一分

右件都研勻，滴水和圓黍米大，每服五

粒，煎荆芥湯冷下，量兒大小加減。

莊氏家傳天麻防風丸，治小兒風壅涎實、

中風癇疾、筋脈緊急、精神昏塞或時驚叫、

眠睡不穩方。

天麻 炙　　防風　　人參 各一兩

乾蝎 炒，全者　白殭蠶 各半兩　甘草 炙

朱砂 研　　雄黃 研 一分　牛黃 研

麝香 研 一分

右十味末之，煉蜜丸，如櫻桃大，薄荷湯

化下一丸，兒小分減，不拘時候。

1847

中風四肢拘攣第七

巢氏病源小兒中風四肢拘攣候小兒肌
肉脆弱，易傷於風，風冷中於膚腠，入於經
絡，搏於筋脈，筋脈得冷即急，故使四肢拘
攣也。

千金治少小中風手足拘急二物石膏湯
方。

石膏 如雞子
大 一塊碎

真珠 殊一
兩

右水二升煮石膏五六沸，內真珠煮取
一升稍稍分服之

《圣惠》治小儿中风、四肢拘挛、心神烦乱、不得睡、独活散方。

独活

黄耆 剉 茯神

酸枣仁 各一两 防风 去芦头 白鲜皮

羚羊角屑各三分 桂心

甘草 各半两 炙微赤

右件药捣罗为散，每服一钱，以水一小盏，煎至三分去滓，量儿大小，以意分减服之。

《圣惠》治小儿中风、四肢筋脉拘挛、桑根白

1849

皮散方

桑根白皮 剉 败酱　　木通 剉 各一两

羚羊角屑 漏芦　　伏神

芎藭 分 各三

右件药捣麁罗为散，每服一钱，以水一
小盏，煎至五分，去滓，入生地黄汁半合，
更煎一两沸，量儿大小，以意分减服之。

圣惠治小儿中风，四肢拘挛发歇疼痛，羌
活散方

羌活　　芎藭　　防风 去芦头

天麻

當歸炒剉微

甘草炙微赤剉

麻黄根剉半兩去各三分

白附子炮裂一分

右件藥擣細羅為散，每服以薄荷酒調

下半錢，日三四服，量兒大小，加減服之。

聖惠治小兒中風手足筋脈寧急一字散，

蟬殼末用薄薑汁乾蝎

半夏拌炒令黄南星一分

朱砂水飛過白蝠蠶炒各微

右件藥擣羅為末，每服一字，以荆芥薄

荷湯調下，量兒大小，加減服之，日三四
服效。

聖惠治小兒中風手足拘攣身体強直，口
噤壮熱，牛黄丸方。

牛黄　　羚羊角屑　胡黄連

釣藤　　乾蝎炒微　犀角屑

麝香　　朱砂　　　雄黄

天竺黄並細研　水銀星盡，用少枣肉研令　各一分

烏蛇脊，炙令微黄　半两酒浸去皮

右件藥搗羅為末，入研了藥令匀，用蒸

餅和丸如黃米內。每服以薄荷湯下五

丸。立有汗出。量兒大小。以意加減服之。

治小兒中風。四肢拘急。心神煩熱。朱

砂丸方。

朱砂 半兩細研 　　　鹽蛾

乾蝎 炒各微 　　　白附子 裂地

牛黃 　　　腦麝 研各細 羌活 分各一

右件藥搗羅為散。都研令勻。煉蜜和丸

如菜豆大。每服以薄荷湯研下三丸。日

三四服。量兒大小。以意加減服之。

1853

嬰孺治少小風寧兩脚疼痛鎮心止驚石
斛酒方

石斛 二分　　牛黃　　蜀椒汁

白术　　細辛 各四　秦艽

紫石英　當歸　　乾薑 各八
分

防風　　杜仲　　桂心 炮各

人參　　黃耆　　甘草 六
分　　　　　　　炮分

獨活 十　附子 炮　麥門冬 去心
分　　　　　　　　　　七分

防己 各五分一本有白　地黃
鮮魚防己六分

右二十一味絹袋盛清酒五升半浸泥器

1854

口春夏五日、秋冬十日、初服半合為始、

日三、稍々加之、以知為度、

張渙獨活黃耆湯治小兒中風拘攣、

獨活　　綿黃耆　　酸棗仁各一兩

羚羊角屑　桑根白皮剉　肉桂

麻黃去根節秤　川芎各半兩

右件都搗羅為細末、每服一大錢、水一

盞入生薑薄荷各三片、煎五分、去滓放

溫燕服、

劉氏家傳治大人小兒因驚風或寒濕手

1855

足不牽筋骨不舒經絡諸疾、

延胡索〔炙去〕　當歸　官桂〔去粗皮不見火〕

右等分為細末大人每服二錢小兒每

服一錢溫酒調下空心臨臥日三服

中風不隨第八

巢氏病源小兒中風不隨候夫風邪中於

肢即結於筋脉若風挾寒氣者即拘急攣

痛若挟於热即綏縱不隨、

外臺備急療若身体角弓反張四肢不隨、

煩亂欲死者方

清酒五升 雞屎白熱一升

右二味擣篩合和揚之千遍乃飲之大人服一升小兒服五合更小者服三合

良肘後同

聖惠治小兒中風半身不隨肢節拘急不能轉動赤箭九方

赤箭 白殭蠶炒微 白附子裂炮

羌活 桂心兩各半 牛黃

麝香各五分並細研 白花蛇二兩酒浸去皮骨炙令微黃

右件藥擣羅為末入研了藥同研冷勻

鍊蜜和丸如麻子大，每服以荊芥薄荷

湯下五九，日三四服，量兒大小，以意加

減服之。

聖惠治小兒中風手足不隨諸藥不效宜

服草麻子散方

草麻子二十枚去皮別研

乾蝎三十枚

石榴一顆大者　　　　崔兒飯笔拾枚

巳上四味，將石榴取却子及七分盛藥

三味在內，用泥裹作毬，以慢火炙乾，燒

金通赤，以後間藥氣透出即熟，後令取

出去泥細研次入

乾蝎 半夏湯洗七遍去 各乙分

天南星 白附子分半

右件藥四味並生用都擣細羅為散入

前燒了藥都研令勻每服以溫酒調下

一字其重者不過三兩服量兒大小加

減服之

圣惠治小兒中風四肢不隨心神迷悶宜

眼牛黃九方

牛黃以熟絹袋盛長熟至一升

中炒至熱為度別研入

天竺黃 研細　　　犀角 屑

白附子 各裂炮　白殭蠶　　　天南星

乾蝎 各半兩微炒　鬱金　　　地龍 去土

天麻　麝香 一分細研　各　朱砂 水飛过

蚱蝉 一七枚去翅微炒　蜣蜋 去翅足微炒 一兩研

烏蛇肉 二兩酒浸微黃

烏鴉 一枚燒為灰用 一兩

右件藥擣羅為末入研了藥令匀以糯

米飯和丸如黍米大每服以溫酒下五

丸量兒大小以意加減服之

殟潫漏芦汤方　治小児中風半身不随

漏芦　　木通　剉　白茯苓　各一

当归　洗焙　天麻　灸　羌活　両

甘草　灸微　荆芥　各半両　去枝梗

右件药捣罗为細末，每服一钱，水一盏

入生薑二片，薄荷三葉，煎五分，去滓，放

温热服

殟潫又方半金散

白殭蚕　炒黄　蝎蝎　炒　天麻　灸

乌蛇肉　焙乾各一両

已上搏羅為細末,次用

朱砂 半兩細研 水飛

龍腦 研 一字

右件拌勻,每服半錢,溫酒調下

保生信效方 起死輕骨丹,主大人小兒中

風癱緩,四肢不隨,風痹等疾

麻黄 二兩 去根節,秤五斤,剉,河水熬之,去滓成膏 白並

桑根白皮 下者剉 以用腿子

蒼术 去 甘松餘者不用

各二 川芎 兩 苦參 半 三兩

右六味為末,臺研勻細,以前麻黄膏和

1862

九如弹子大，每服一丸，温酒一盏研化

顿服之，临卧取汗，五七日间再服，手足

当即轻快，小儿惊风晕厥与之，卒中涎潮

分利涎后用之，余表伯常器之博士，昔

时使子笋开药四所售廻生轻骨丹皆

一千一粒售者盈门。

力，或手足偏疲拽语謇，羚羊角散，

羚羊角屑　　　白鲜皮　　　防风去苗各

酸枣仁二两　　五加皮刮去　　茯神
微炒　　　　　麁皮

1863

官桂 去粗皮 各半兩　獨活　黃芪 去芦頭 各一兩

右件為麤末，每服一錢，水一中盞，同煎
至六分，去滓溫服，不拘時候，日三服。如
有熱入竹瀝半合同服，熏治語澀舌謇。
大人亦可服，加錢數神驗。

婴童寶鑑 灸法，小兒半身不隨，灸百會 在左 頂。
中次灸風池，灸次灸曲池、肘橫文上。次灸
心，次灸風池，次灸曲池。曲骹取之次灸
膝腿并三里，各三壯。

中風口㖞斜僻第九

巢氏病源 小兒中風口㖞斜僻候，小兒中

風口喎斜僻是風入於頷頰之筋故也。只

陽明之筋上夾於口，手三陽之脈偏急而

口喎斜僻也。

聖惠治小兒中風口喎斜僻手足不遂風

入於藏或語不得心神昏悶防風散方。

防風頭 去蘆

羚羊角 屑

芎藭

杏仁 炒，微黃，去皮尖，別研

麻黃 去節

川升麻

桂心

羌活

石仵藥捣麁羅為散，每服一錢，以水一

小盞，煎至五分，去滓，入竹瀝半合，更煎

両沸、分温二服、如人行十里再服、衣盖

令汗出为效、量儿大小以意加减

圣惠治小儿中风口喎斜僻漢防巳散方

漢防巳　防風頭去芦　川升麻　羚羊角屑

桂心　芎藭

麻黃去根節　各半両

右件藥搗麁羅為散、每服一錢、以水一
小盞、煎至五分、去滓、入竹瀝半合、更煎
一両沸、不計時候、量兒大小、分減溫服

圣惠治小儿中风口引口偏身体拘急舌

不能轉，豆眼生地黄飲子方。

生地黄　汁　竹瀝　合　各三　獨活　末三

右件藥相和，煎至四合，去滓，不許時候。

量兒大小分減溫服。

聖惠治小兒中風口喎，斜僻宣壅蟬殼散。

蟬殼東南枝上者　取五月五日

右件藥各等分，都研令細，以釀醋調為

糊如患左斜右邊塗之，右斜左邊塗之

候口正急以水洗却藥。

聖惠又方

右用苦薑藜、以水絞、取汁、和大麥麵搜、

作餅子炙令熱、正便止、勿令太過、

聖惠治小児中風口眼偏斜、身上頑麻方

草麻子研別　楝根皮末為

苦薑藜炒乾為末　各一兩

右仵藥同研令匀、以大麥麵餅子糁藥

末在上、左患貼右、右患貼左、以慢火燔、

正急去之、身上有頑麻津唾調藥摩之、

鐵乙附方治小児驚風中風口眼喎斜、語

不正、手足偏牵、全蝎散、

全蝎 炒去毒　　　蟬蛻 炒直者　　川芎

黃芩 去心　　大犬南星 湯浸七次去　桂枝 火不見　赤芍藥

甘草 炙

麻黃 三兩 去節各　天麻 六兩

右件藥為麁末，每服三錢，水一盞半，薑

七片，煎至七分，溫服無時，量大小與之

日三四服，忌羊肉

張渙防己湯方 治小兒中風，口眼喎斜

漢防己　　天麻 炙　　川芎

川升麻 各一　桂心　　羚羊角 屑

1869

麻黄去根锉秤各半两

右件捣罗为细末，用杏仁一分，汤浸去皮尖研匀，同拌，每服一大钱，水一盏，入生姜三片，薄荷二叶，煎至五分去滓，稍热时时与服

张涣又方赤箭汤

赤箭一两　　白僵蚕　白附子

独活　　麻黄去根锉

白花蛇去皮骨酒浸去

已上各半两，捣罗为细末，次入

杏仁二十箇、焙沙去皮尖、細研

右件同拌匀、每服一錢、水八分入石榴
皮少許、煎五分、去滓温服

莊氏家傳治小兒偏寫風口面喎斜

右用赤足蜈蚣一條、以竹刀子平截斷、
各為末、谷貼下、左動用右、右動用左者、
入麝香少許同研

中風失音不語第十

嬰氏病源、小兒卒失音不能語、喉嚨者、
氣之道路、喉厭者音声之門户、有暴寒氣

客於喉厭，喉厭得寒即不能發聲，故卒然

失音也。不能語者語声不出，非牙関噤也。

小児中風体緩痛声不出欲

風冷傷筋脈。　　四肢全不仁

痛因冷热氣。　　緩是一边虚

寒客於喉厭，　　啼声似啞人

温和湯藥進，　　不爾損精神

千金石膏湯，治小児中風惡痱不能語，口

眼了戾，四肢不随方。

石膏 合一　麻黄 根第 八銖去　甘草 久

全蝎　　白殭蠶　　附子炮去皮地各半

羌活　　人參　　白附子兩

半夏七分七次洗

右為鹿末，每眼三錢，水兩盞，生薑五片，

薄荷五葉，煎至一盞，濾去滓溫熱時時

眼。

張氏家傳醒脾散，治小兒驚搐後不語。

防風　　冬瓜子各兩半

人參分一　甘草錢三

右件為細末，每眼一錢用水一盞入竹

棗數片、燈心少許同煎至七分、去滓、食
後溫服、臨睡、

幼幼新書卷第十三

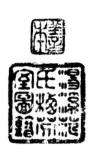

幼幼新書

十四

幼幼新書卷第十四 身熱等病凡十一門

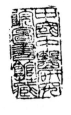

溫壯第一

壯熱第二

時氣第三

溫病第四

熱病第五

傷風第六

傷暑第七

傷寒第八

顋風傷寒第九

夾食傷寒第十

夾驚傷寒第十一

温壯第一

巢氏病源小兒温壯者由藏腑不調內有伏熱或夾宿寒沓搏於胃氣足陽明為胃之經主身之肌肉其胃不和則氣行壅澁故蘊積體熱名為温壯小兒大便其糞黃而臭此腹內有伏熱宜將服龍膽湯若糞白而酢臭則挾宿寒不消當服紫雙丸輕者少服令歇除之甚者小增令微利皆當節乳哺數日令胃

气和调若不断则病易后，后则伤其胃气，令腹满，再三利尚可，过此则伤小儿矣。_{千金龙}胆汤方

见一切痫门紫雙九

方见积聚门中

案此即局方清凉饮子

葛氏肘后治多温壮热实及治诸百病方

大黄_四分

芍药_{各二}分

甘草_炙

当归

右水一升六合，煮取八合，分为三服，此古方四味饮，而元和纪用经乃有疗小儿百疾，加减四味饮法，仍云，自四味饮以下紫九等七方，谓之育婴七宝紫阳道士一名

保子七聖至寶方專為一書者此方是也

此飲理小兒胎寒腹痛乳哺不時温壮發

热吐利不常諸驚掣搐二十五癇肌膚喜

瘥遇時而發作口瘡惡核赤目黄瘦大小

變蒸用芍藥白者赤者各半如宣泄即用

純赤者生用一分癇疫温壮肺邪不利寒

热發時加二分通用四分也利小便用赤

色者及驚狂瘡疹赤目瀉血當歸内多枝

少氣香者生用一分欲血脉流暢不為瘡

瘍惡核者及止股中痛胎寒腹痛啼聲不。

1880

大黄　　　　　黄芩分各四　甘草炙三分

細辛分二

右水五升煮取一升二合分三服此方小

兒數服不痢若卓卓驚加釣藤二分胡洽

云此治小児有病大効

千金竹葉湯主五六歲兒溫壯腹中急滿息

不利或有微腫亦主極羸不下飲食堅癖手

足逆冷方

竹葉切一升　小麥半升　甘草炙

黄芩　　　蘡薁根　　澤瀉

茯苓　知母　白术

大黄各一　桂心二銖嬰儒

生薑半一兩　人參二兩千金翼用一

麥門冬　半夏兩各二　當歸銖十八

右十六味㕮咀以水七升煮小麥竹葉取

四升去滓内藥煎取一升六合分四服

千金治小兒夏月患腹中伏熱温壯来徃或

患下痢色或白或黄三焦不利竹葉湯方

竹葉切　小麥合各五　黄芩一兩六銖

茯苓銖十八　柴胡　人參

麥門冬　甘草炙各半兩

右八味㕮咀，以水四升，煮竹葉小麥，取三升，去竹葉小麥，下諸藥，煮取一升半，分三服。若小兒夏月忽壯熱燒人手，洞下黃溏，氣力惙然，脉極洪數，用此方，加大黃二兩，再服得下即差。

聖惠治小兒溫壯，或下之後而熱不除，舌大不含乳，胷中有痰，口中生瘡，兼驚悸，宜服黃芩散方。

黃芩　川大黃剉碎微炒各一兩

钩藤　甘草 炙微 川芒硝 各半

蛇蜕皮 三寸 炙黄

右件药捣粗罗为散，每服一钱，以水一小盏，煎至五分，去滓，入牛黄少许，量儿大小，分减温服。

圣惠治小儿身体温壮，心神不安，犀角散方。

犀角屑　钓藤　黄芩

栀子仁　川大黄 剉碎微炒 各半两

甘草 微赤剉炙 一分

右件药捣粗罗为散，每服一钱，以水一小

盞煎至五分去滓看兒大小分減微溫服
之

聖惠治小兒溫壯身軀常熱不止牛黃散方

梔子仁　　　子芩

牛黃研細　甘草炙微赤剉各半兩分　柴胡去苗

龍膽去芦頭各一分

右件藥搗細羅為散入研了藥令勻每服
半錢以金銀溫水調不計時候服量兒大
小臨時分減服之

聖惠治小兒溫壯常欲飲水胡黃連散方

胡黄連 去芦　犀角屑　牛黄入細研

龍膽 去芦　川大黄剉碎微炒　甘草炙微剉

知母 分各一　麥門冬去心焙

右件藥捣細羅為散每服以沙糖水調下

半錢量兒大小以意加減

聖惠治小兒健驚溫壯可喫乳天竺黄散方

天竺黄 研細　釣藤　赤芍藥細研各

人參 去芦頭　甘草炙微剉　牛黄半分細研

右件藥捣細羅為歲入研了藥更研令匀

不計時候以蜜水調下半錢量兒大小以意

加减。

聖惠治小兒溫壯。及驚熱。牛黃丸方

牛黃　　　天竺黃　　腦射研並細

熊膽分各一　犀角屑　胡黃連研末

山栀子仁末　郁李仁湯浸去皮研各半兩

右件藥同研令勻以糯米粥和丸如麻子

大不計時候以薄荷湯下三丸量兒大小

以意加减。

嬰孺治少小病後腹中不調飲食不節腹滿

溫壯并中人客忤煮冷乳有所為將服雀屎

九方

雀屎

芍藥

麝香 分三

當歸

牛黄 分各一 芎

乾薑

小麥麵 分三

人參 分各三

大黄

甘草 分各二

右為末，蜜和麻子大，一服三丸，日進三服

欲令下五丸，常將三丸，乳前後哺之無妨

可更加黄耆黄芩各二分炒

嬰孺治小兒多溫壯熱，實百病飲子方

大黄 分四

甘草 炙

芍藥 分各二

右以水一升六合，煮取八合，分為三服。

嬰隔治小兒脅下實股惕惕已發溫壯傷寒

柴胡湯方

柴胡　　當歸　　細辛 各三分

黃芩　　大黃　　升麻

五味子　紫菀 各二　牛黄 一分

杏 去皮炒 四十枚

右切以水五升，煮二升，每服二合，日進三

服，夜二服，量兒大小以意用之。無牛黄以

射香代之。

嬰孺治少小有熱，脹藥大下後，身溫，壯骨中
有結熱，五味湯方

五味子 三分　　黃芩　　　柴胡

芒硝　　麥門冬 去心　石膏 二分 末各

黃連　　甘草 炙　　當歸 分各一

大黃 四分

右水二升七合，煮一升三合，去滓，內芒硝，
令洋，二百日兒服三合，日進三服，夜一服，

有痰火吐，

張渙治溫壯，射香丹方

人参 去芦頭 木香 各半兩 胡黃連

釣藤 赤芍藥 各一分

右件為細末，次入好射香一錢牛黃半錢

拌勻糯米粥和丸，如黍米大，每服五粒至

七粒，煎陳橘皮湯下，不拘時候

吉氏家傳七寶散 治小兒溫壯伏熱傷寒煩

躁面赤氣喘，夜熱曉涼

當歸　　芍藥　　甘草 炙

大黃 蒸熱 各一分　麻黃 去節 三分　白术 炒

荊芥穗 各二 錢

右为细末，每服半钱至一钱，水半盏，葱白
一寸，薄荷一叶，煎至三分，温温併三服，要
鸿热服。

壮热第二

巢氏病源壮热候，小儿壮热者，是小儿血气
盛，五藏生热，熏发於外故令身躰壮热，大躰
与温壮相似，而有小异，或挟伏热，或挟宿寒，
其挟伏热者，大便黄而臭，挟宿寒者，粪白而
有酸气，此二者，腑藏不调，冷热之气，俱乘肠
胃，蕴积渐染，而发温温，然热甚盛，是温壮也。

其壮热者是血氣盛熏發於外其發熏漸壮

热甚以此為異若壮热不歇則變為驚極重

者亦變癇也

錢乙論風溫潮热壮热相似云潮热未晚間

發热過時即退来日依時發熱此欲發驚也

壮热者一向热而不已甚則發驚癇也凤热

者身热而口中氣热有風證温壮者但温而

不热也

錢乙附方論小兒壮热昏腄傷凤凤热瘡疹

傷食皆相似未能辨認問狀升麻葛根湯煋

渥散，方并见本卷伤寒门

其验汗出门中

盖此数药通治之不致悮也，惟伤食则大便

酸臭不消化，畏食或吐食宜以药下之

张润谨按小儿冬末春初温厚之衣或乳母

恣食酒面肥等，令儿心肺不和内蕴邪热，

因其解脱风邪伤於皮毛传入腑藏，则令胷

膈疾滞身躰壮热心神驚悸又似伤寒时气

瘄疹之类乃名风热候

莊氏家传小儿壮热有七候

伤寒候，浑身壮热，時時舌出缴唇

1894

班瘡候欬嗽嗄聲渾身壯热唯耳阜不热不

然噦逆也。

風热候渾身壯热卑兩邊肥動吸吸然甚者

卑內生瘡手有血敛也、

氣積候渾身壯热早辰手乏冷曉沉重困悶

晚晡發潮热、

虛積候渾身壯热脚冷手不冷在左肋即右

膇亦在右肋即左膇赤也、

驚热候求渾身壯热發胭妄語睡便仰臥驚

跳啼吽搖頭弄舌上竄也、

喉痹候，亦浑身壮热，时时发嗽，思冷水饮，喉
中痛，时后小寒是也。已上七候，宜在审详用
药。

万氏肘后徐王神效方，百日儿患壮热气急

唯得款眠，眼不开，小便黄赤方。

右眼咽银如大豆一粒，日十度，三日差止

不差更服，_{水银太冷，切}宜消息用也。

千金治小儿肉中久挟宿热，瘦瘠进退休作

无时，大黄汤方。

大黄　　　甘草炙　　　芒硝两_{各半两}

石膏一兩　　大棗五枚　　桂心八銖

右六味㕮咀，以水三升，煮取一升，每服二合。

千金治少小有熱不汗二物通汗散方。

雷丸四兩　　粉半斤

右擣和下篩，以粉兒身。

千金調中湯治小兒春秋月晨夕中暴冷，冷氣折其四肢，熱不得泄則壯熱，冷氣入胃變下痢，或欲赤白滯起數去，小腹脹痛極壯熱，氣脈洪大，或急數者，脈之熱便歇，下亦差也。

但壮热不吐下者，亦主之方。

葛根　黄芩　茯苓

枯梗　芍药　白术

藁本　大黄　甘草六铢各

右九味㕮咀，以水二升，煮取五合。服如後法：儿生一日至七日，取一合，分三服；生八日至十五日，取一合半，分三服；生十六日至二十日，取二合，分三服；生二十日至三十日，取三合，分三服；生三十日至四十日，取五合，分三股。恐喂五合未得，更斟酌之其百日至三百日儿，一如龙胆汤加之。

千金治小儿腹大短气，热有进退，喙食不安，谷为不化方。

大黄　　　　黄芩　　甘草矣

芒硝　　　　麦门冬各半　石膏一两

桂心铢分八

右七味㕮咀，以水三升，煮取一升半分三

服，暮臾巳下儿作五服。

千金青木香汤，浴小儿壮热羸瘠方。

青木香四两　麻子仁一升　虎骨五两

白芷〈三兩〉　竹葉〈一升〉

右五味㕮咀、以水二斗煮取一斗稍稍浴兒、

千金治小兒暴有熱、得之二三日、李根湯方

李根　桂心　芒硝〈各十銖〉

甘草〈炙〉　麥門冬〈去心各一兩〉

右五味㕮咀、以水三升、煮取一升、分五服

千金治少小身躰壯熱、不能服藥、十二物寒水石散粉方

寒水石　芒硝　滑石

1900

石膏　赤石脂　青木香

大黄　甘草炙　黄芩

防風　芎藭　麻黄根

右各等分合治下篩，以粉一升藥屑三合

相和俊以篩篩之，以粉兒身，日三。外臺以壯蠣代

防風，餘主同。

千金治少小新生，肌膚嫩弱，喜為風邪所中，

身躰壯熱，或中大風，手足驚掣，五物甘草生

摩膏方。

甘草　　防風各一兩　白术

1901

桔梗_{十铢} 各一　雷九_半 二两

右㕮咀、以不中水猪肪一斤、煎为膏、以煎

药、微火上煎之、消息视稠浊膏成、去滓取

如弹九大一枚、炙手以摩儿、百过、寒者更

热、热者更寒、小儿雏鱼病早起、常以膏摩

顖上及手足心、甚辟寒风。

千金治少小身热、李叶汤浴方。

李叶无多少㕮咀、以水煮去滓、将浴儿良。

千金翼治少小身热。　　不去寒热往来

微惊方。

大黃　黃芩各一兩　苦薑根分三

甘草炙　牡蠣熬　人參

白石脂各半　消石　龍骨碎各兩

疑水石兩各半　桂心　滑石二兩以水四升

右十二味㕮咀加紫石英半兩以水四升

煮取一升半分服三合一日令盡

外臺崔氏療少小身熱方

白並煎湯浴兒佳根苗皆得

外臺崔氏又方

苦參湯浴兒良

1903

《药性论》治小儿身热。

秦白皮一升，水煎作汤澄清浴，差。冷洗赤眼亦效。

《日华子》治小儿壮热，一切疮疥、皮肤瘙痒，梓白皮煎汤洗之。梓枝皮有数般，惟楸梓佳，余即不堪。

《日华子》治小儿壮热。

枣叶煎汤浴，和葛粉滚之。

《圣惠》治小儿壮热、口乾心烦、不欲乳食，宜服犀角散方。

犀角屑 黄耆剉各一分 黄芩

麦门冬去心 柴胡苗去 川升麻

甘草各半两炙微赤剉

右件药捣粗罗为散每服一钱以水一小

盏入淡竹叶七片煎至五分去滓量儿大

小分减温服

圣惠治小儿壮热惊悸大小便赤涩钓藤散

方

钓藤 天竺黄研细 地骨皮去芦 各一分

犀角屑 赤茯苓 龙胆去头

川芒硝

甘草　炙微赤剉

各半兩

川大黃　碎微炒

三分剉

右件藥擣粗羅為散，每服一錢，以水一小

盞煎至五分，去滓量兒大小分減溫服

聖惠治小兒壯熱心神不安人參散方

人參　去芦頭

鈎藤

赤茯苓

川升麻　各半兩

犀角鏰

山梔子

甘草　炙微赤剉

各一分

右件藥擣粗羅為散，每服一錢，以水一小

盞煎至五分，去滓量兒大小分減不計時候

温服，

聖惠治小兒晬歲至三歲壯熱大黄散方

川大黄 剉碎微炒一兩

柴胡 去苗

黄芩

川升麻

石膏 麩炒微

赤芍藥

枳殼 麩炒微黄去穰

知母

梔子仁

杏仁 湯浸去皮尖雙仁麩炒令黄各三分

右件藥擣粗羅為散每服一錢以水一小盞入青竹葉七片煎至五分去滓量兒大小分減服之

聖惠治小兒百日已來結實壯热煎鶯宜服

1907

龍齒散方

龍齒　栀子仁

甘艸炙微赤剉一分　枳殼麸炒微黃去穰

川大黃碎微剉半兩炒　朴消三分

右仲藥擣粗羅為散，每服一錢，以水一小

盞，煎至五分，去滓，量兒大小，分減溫服。

聖惠治八九歲兒，藏腑結實，壯熱，芒硝散方

川芒硝　川大黃微炒　赤茯苓各三剉碎

木通兩剉一　甘草一分炙微赤剉　黃芩兩半

右仲藥擣粗羅為散，每服一錢，以水一小

盞煎至五分去滓入生薑少許蔥白二寸

在內同煎隨兒大小加減溫服

聖惠治小兒卒身軆壯熱心肺煩壅牛黃散

方.

牛黃 研細　　甘草 炙微赤剉　各半分

黃芩　　梔子仁　　龍齒

犀角屑　　寒水石 各一分　　射香 細研 一錢

右件藥擣細羅為散入牛黃射香同研令

匀每服以竹瀝調半錢服量兒大小以意

臨時加減.

聖惠治小兒滯結壯熱，大黃丸方。

川大黃 一兩剉微炒　　　　　赤茯苓

鱉甲 塗醋炙令黃 各半兩

右件藥擣羅為末，煉蜜和丸，如麻子大，一

二歲兒每服以粥飲下五丸，每日空心午

後各一服，量兒大小，以意加減。

聖惠治小兒尊內，及百日已來壯熱多驚虎

睛丸方。

虎睛 一對，酒浸微炙火取令　　牛黃　　雄黃 各一

麝香　　朱砂

右仲藥同研令細，煉蜜和丸，如菉豆大，以
乳汁研服五丸，隨兒大小，以意加減服之。

聖惠治小兒壯熱，心煩，眠臥不安，生地黄煎
方。

生地黄汁 一升　白蜜 生麥門冬汁

酥 各三升

右仵藥於銀鍋中，以慢火熬如稀餳，每服
以溫水調下半茶匙。

聖惠治小兒壯熱不解，宜以寒水石散粉之
方。

寒水石　川芒硝　赤石脂

石膏　滑石　甘草

川大黃各一兩

右件藥搗細羅為散每用粉兒身良

靈苑紅龍散治小兒壯熱不解及驚風熱芓疾。

朱砂研一錢　龍腦半錢

乾蝎七箇微炒

牙硝一分八合子內囝溶火煆通赤先掘一地坑子先以甘州水沃令濕紙襯藥入坑子內蘸一宿取出研

右細研每服半錢或一字參苓湯調下驚

熱用冷水調下，熱甚者，冷水研生地龍汁

調下。

譚氏殊聖治小兒壯熱。

天南星　半夏　滑石 各二
錢

巴豆霜一字

右同為細末，入輕粉半錢研勻，以麵糊為
丸，如粟米大，每一歲三粒，三歲七粒，用蔥
湯下。

嬰孺治五歲兒，壯熱發疹已服湯煎丸，尚時
時熱不消竹瀝葛根湯方。

竹瀝一升二合　生葛洗净汁五合

牛黃研末入汁内与　三大黑豆許大

右四五歲兒為四服，六七歲為三服，月內兒與半合出月與一合，百日兒與三合

嬰孺治四五歲兒壯熱兼氣湯方

大黃分五　麥門冬去心　甘草分四各二

細辛分二　甘竹葉切一合　黃芩分

右水三升，煮一升二合，二服一合，日再二
三歲兒服量減之

嬰孺治小兒心胃壯熱發熱者飲子方

子苓　升麻　龍膽

大黃 分各三

右以水二升麥一升二合温一日服盡利

三二行乳母忌熱麺動風物

嬰孺治少小暴熱得之二三日李根湯方

李根　葱　芒硝 分各二

甘草 炙　麥門冬 去心各四分

右以水三升煮一升半為三服

嬰孺治小兒潮熱及百日兒壯熱氣急雖得

歇眼不開小便黃赤方

1915

蜀漆　甘草 炙　知母 各半

龍骨　牡蠣 兩

右切，以水四升，煮一升，去滓，一歲兒半合。

日進二服，百日以意服。

嬰孺治少小热，除热龍骨湯方

龍骨　甘草 炙　赤石脂

大黄　石膏　桂心

寒水石　苦姜 各二 分

右以酒水各一小盞，取散一雞子大，煮三

沸去滓，一歲服盡，不過三服愈。

1916

萬全方治小兒壯热驚悸大小便赤澀鈎藤
散

鈎藤　　　天竺黃研　地骨皮各一

茯神　　　犀角屑　　龍膽頭去蘆各半

川芒硝　　甘草　　　赤茯苓兩

右件杵羅為末每服一錢以水一小盞煎
至五分去滓量兒大小分減溫服

孔氏家傳治小兒心經熱夜發壯熱夜啼并
解傷寒諸病犀角散方

甘草　　牛蒡子　荆芥

右件藥各等分，為粗末，每服一錢，水八分，

煎五分溫服，臨臥食後服。

孔氏又方，

荆芥穗 去枝　桔梗 苦者 各 甘草 半
　　　　　　　二兩　　一兩

牛蒡子 略炒 二兩

右為末，每服二錢，湯點服，食空時服。

趙氏家傳人參保童丸，治稟氣虛弱，筋骨軟，

肌肉淺薄，乳食不成肌肉，面黃體熱多汗，久

服不熱方。

人参　　石莲肉　　史君子去皮

没石子　　乾山药两　　木香各半分

白术　　白芍药　　當歸分各半

黄連一分先擂半夏末候半夏末黑色去半夏末不用　　炒黄連

右件为末稀糊和丸如麻子大每服七丸

至十九三岁已上十五丸温汤下

吉氏家传治伤寒潮热鼻塞頭疼人参散亦

治清浮壮热不解大妙

人参　　茯苓　　羌活各一

當歸　　前胡　　甘草炙各一

麻黄 三钱 去节

右末，每服半钱，水半盏，姜一片，同煎三分，温服。

时气第三

鄞氏病源，小儿时气病候，时气病者，是四时之间，忽有非节之气，如春时应暖而寒，夏时应热而冷，秋时应凉而热，冬时应寒而温，其气伤人为病，亦头痛壮热，犬赕与伤寒相似，无问长幼，其病形证略同，言此时通行此气，故名时气，世呼亦为天行。

《巢氏病源》小儿天行病发黄候：四时之间忽有非节之气伤人，谓之天行，其热入于脾胃，停滞则发黄也，脾与胃合，俱象土，其色黄而外故，外发黄，候其肌肉热气蕴积，其色蒸发于故，外发黄也。

《巢氏病源》小儿时气腹满候：时气之病腹满者，是热入腹与藏气相搏，气充涩在内，故令腹满，若毒而满者，毒气乘心，烦懊者死也。

《巢氏病源》小儿时气病结热候：时气之病热入腹内，与腑藏之气相结，谓之结热，热则大小腸充溢，大小便難，而苦煩熱是也。

巢氏病源　小兒敗時氣病候，時氣之病，若施

治早晚失時，投藥不與病相會，致令病連帶

不已，乍差乍劇，或寒或熱，則壞之證無常是

也。

巢氏病源　小兒時氣病魚瘡候，時氣之病，又

魚瘡若是，日數未滿，本常壯熱，而邪不退，或

乘於陰，或乘於陽，其乘於陽，陽爭則熱，其乘

於陰陰爭則寒，陰陽之氣，為邪所并，互相乘

加，故發寒熱成瘡也。

巢氏病源小兒時氣病得吐下後猶熱候，時氣之病得吐下之後，壯熱猶不歇者，是腸胃宿虛，而又吐利則為重虛，其熱乘虛而入裏，則表裏俱熱，停滯不歇，故雖吐下而猶熱也。

巢氏病源小兒病後不嗜食面青候，時氣病，熱渴之後不嗜食，而面青者，是胃內餘熱未盡，氣滿故不嗜食也，諸陽之氣俱上榮於面，陽虛未復，本帶風邪，風邪挾冷，冷搏於血氣，故令面青也。

巢氏病源小兒時氣病發復候時氣之病發

復者是熱退之後氣血未和藏熱勢未盡故也，或起早勞動，或飲食不節，故其病重發，謂之復也。然發後多重於初病者，血氣已虛，重傷故也。

傷寒證治　孫思邈云：治小兒時行節度，如大人法，但用藥分劑少異，藥小冷耳。

嬰童寶鑑　小兒時氣歌

時氣皆因節令虧，頭疼壯熱汗微微，良工若得看形候，須作傷寒病有歸。

嬰童寶鑑　小兒時氣後大小便不通歌

熱毒還從腑氣衝便成結熱在腸中身
躰苦煩多躁渴更兼便溺不能通

婴童寶鑑 時氣後為敗氣歌
寒乍熱無時度或減或增躰漸羸
時氣還須早早醫變為敗氣切須知乍

婴童寶鑑 小兒時氣躁渴歌
誰言吐下熱無餘只為元曰藏腑虛热
盛更虛皮內澀至今湏渴躁難除

婴童寶鑑 小兒時氣後為瘧疾歌
陰陽邪氣兩相并藏腑陰陽力竞争發

1925

作有期名是瘧，宜須療理莫留傳。

嬰童寶鑑，小兒時氣後為瘧疾歌

時氣後餘热并夾冷氣歌

時氣雖然瘥，猶多餘热停。

氣填須不食，夾令面皮青。

石壁經三十六種內，夜热晝涼瘟疫候歌

夜間遍躰有如湯，終到天明又復涼，

是思神為禍祟，都緣藏腑有風傷只消，

將藥醫脾藏宜，四十八候云只次使神方，

馮大腸患候，但觀喉厭動，更若眼急十四

1926

八候云　鼻頭光。此病已傳瘟疫候。若能

眼赤

辯別是醫王。

此內因傷物，外因傷邪所致也。先當表散

其毒邪，次用藥去其積，亦主至夜多汗只

在其頭額上有之，亦口中涎響也。睥風則

然多言有禍祟非也。更請細看前候，怪此

候歌拾一同，仍注云宜與
七宝散方見溫壯門中

小兒形證論四十八候夜熱晝涼溫壯歌後

云此患緣飢過後冷食滯睥胃氣不行於諸

經夜熱晝涼先進南星丸方見傷寒門中與三五

服後進榔槭散，方見煩熱門中相間與服，然後氣平和。又須當與白丁香膏，方未見取，或只以磨積方調氣以不得便取，動難止，為壯大，恐成瘡疾也。

千金治小兒時氣方。

桃葉三兩，擣以水五升，煮十沸，取汁日五六遍淋之。聖惠用七兩，水五升。若復發燒雄鼠屎二枚，水調服之。

外臺劉氏療小兒天行頭痛壯熱方。

青木香 分六　　白檀香 分三

右二味擣散以清水和服之以水調塗頂
頭痛立差

聖惠治小兒時氣壯熱頭疼欬嗽不能食豆

服解肌散方

麻黄根節去　　杏仁湯浸去皮尖雙仁麸炒微黄

赤芍藥　　　　貝母炮微

葛根剉　　　　柴胡苗去

石膏一兩細研　　甘草各半兩炙微赤剉

右件藥擣篩為散每服一錢以水一小盞

煎至五分去滓不計時候量兒大小分減

1929

溫服。

聖惠治小兒時氣頭痛壯熱升麻散方

川升麻　　赤芍藥　　石膏研細

麻黃剉去根　甘草各炙微赤剉半兩

貝齒一枚

右件藥搗篩為散，每服一錢，以水一小盞
煎至五分，去滓，不計時候，量兒大小，分減
溫服得微汗為效。

聖惠治小兒時氣欬嗽壯熱麥門冬散方

麥門冬焙去心　川升麻各一兩　貝母煨微黃

1930

甘草炙微赤剉 各三分

赤芍藥

杏仁湯浸去皮尖雙仁麩炒微黃各半兩

右件藥擣粗羅為散，每服一錢，以水一小

盞，煎至五分，去滓，入淡竹瀝半合，更煎一

兩沸，不計時候，量兒大小，分減溫服。

聖惠治小兒時氣頭痛，躰热煩渴葛根散方

葛根剉　　麥門冬去心各三分

黃芩　　　赤芍藥炙微剉

犀角屑　　甘草赤剉

石膏一兩細研　人參去蘆頭各半

川升麻兩

右件藥搗篩為散，每服一錢，以水一小盞，

煎至五分，去滓，不計時候，量兒大小，分減

溫服。

聖惠治小兒時氣壯熱，心腹煩悶，麥門冬散

方。

麥門冬 一兩半 去心焙　　　人參 去蘆頭

葛根 剉　　　甘草 炙微赤剉 各半兩

茅根 剉 一兩

右件藥搗羅為散，每服一錢，以水一小

盞，煎至五分，去滓，不計時候，量兒大小，分

1932

減溫服

聖惠治小兒時氣壯熱欬嗽心胸脹悶乳食
不下生乾地黃散方

生乾地黃　麥門冬去心焙　冬一兩

款冬花　　杏仁仁麩炒微黃去皮尖双

陳橘皮焙冬三分　　甘草剉半兩炙微赤

右件藥搗麁羅為散每服一錢以水一小
盞煎至五分八竹筎半分煎去滓不計時
候溫服量兒大小增減服之

聖惠治小兒時氣五六日躰熱不止麥門冬

散方、

麥門冬去心　大青各兩半　甘草炙微剉

吳藍分各一　栀子仁五枚

右件藥擣羅為散、每服一錢、以水一小

盞、煎至五分、去滓、不計時候、量兒大小加

減溫服、

聖惠治小兒時氣煩渴腹中痞實葛根散方、

葛根剉　黃芩　柴胡去苗各半兩

甘草一分炙　川大黃一兩剉碎微炒

右件藥擣羅為散、每服一錢、水一小盞、

1934

煎至五分、去滓不計時候温服、以稍利為

度、量兒大小、加減服之

聖惠、治小兒時氣、嘔吐不止、蘆根散方

生蘆根　人參去芦頭　竹筎各一兩半

右件藥細剉和勻、每服半錢、以水一小盞

煎至五分、去滓不計時候、量兒大小、分減

温服、

嬰孺、治小兒壯熱時氣驚悸、并熱瘡方

釣藤炙　人參　蚱蟬炙　各一

子芩分　蛇蛻皮炙三寸　龍齒分四

防风　　泽兰　各二分

石蜜一兩，湯成入
之，竹瀝一升、

右切，以水三升，煮之七合，量兒大小細服
之。

錢乙人參生犀散，解小兒時氣寒壅，欬嗽、痰
逆喘滿，心松驚悸，藏腑或秘或瀉，調胃進食，
又主一切風熱，服尋常涼藥，即瀉而減食者、

人參　切去頂　去蘆頭
三錢

前胡　七錢　去蘆

甘草　二錢　炙黃

桔梗　三錢

杏仁　去皮尖，略暴乾，為末，秤各五錢、

右先將前四味為末，後入杏仁，再用粗羅

羅過，每服二大錢，水一盞，同煎至八分，去

滓溫服，食後。

張渙治時氣病貝母散方。

貝母 炒黃　　麥門冬 去心　　川升麻 各一兩

赤芍藥　　甘草 炙 半兩

右件為細末，每服一錢，水八分一盞，入竹

葉二片，煎至五分，去滓溫服。

張渙又方人參飲子。

人參 去芦　　生乾地黃 各一兩　　柴胡 去苗 半兩

犀角 末　　黃芩

1937

甘草炙一分

右件搗羅為麤末，每服一錢，水一小盞，入

生薑二片，煎至五分，去滓溫服。

狼涎又方棗葉湯，　　　柴胡苗 去

棗葉 一兩切焙乾　黃芩 細　　人參 去蘆　甘草 半兩炙各

右件搗羅為細末，每服一錢，水一小盞，入

生薑二片，煎至五分，去滓溫服。

傷寒證治　療小兒天行，壯熱欬嗽，心腹脹滿，

五物人參飲子。

人參　甘草炙半兩　麥門冬一兩半

生地黄一兩半，如無只用乾地黄半兩。

右每服三錢，水一盞，入茅根半握，煎至七

分，去滓溫服之。出麥及殘瘓，皆以此治熱病。

傷寒證治又方，八物麥門冬飲子，

麥門冬三兩　甘草炙　人參分各一

紫苑　升麻兩各二　貝母生一分

右每服三錢，水一盞，入茅根半握，煎至七

分，去滓，再入竹瀝少許，童煎勻服。出以

傷寒證治療小兒天行頭痛壯熱，八物吳藍

飲子.

吳藍 　麥門冬去心各三分 　梔子仁拾伍枚

大青各二兩半 　甘草炙 　茵陳半一分

右件、每服三錢、水一盞、入蘆根半握、生薑
五片、煎至七分、去滓服。連臺出外

傷寒證治療小兒天行五日以後、熱不歇、棗

棗飲子.

棗葉握半 　麻黃兩半 　蔥白合切一

右、致一合、童子小便二盞、煎至一盞、去滓

分二服 瘥 出外

活人書 水解散治天行頭痛壯熱一二 煎

治疱瘡未出煩躁或出尚身體發熱者

麻黃 四兩 去節　　大黃　　黃芩

桂心　　甘草 灸　　芍藥 各二兩

右搗為麄末患者以生熱湯浴記以暖水

調下二錢相次二服得汗利便瘥強實人

服二方寸匕此調風實之人三伏中亦宜

用之若去大黃即春夏通用

宋氏家傳解利傷寒四時氣疫上焦虛熱心

神恍惚脾胃不和、飲食無味、口苦舌乾、渾身

煩悶人參散、

人參　茯苓　羌活

獨活　桔梗　知母

麻黃去根　枳殼去瓤麩炒　甘草炙

川芎　陳皮去白　白术

厚朴製薑汁　茱萸煮水　桂心心不見

前胡　削木　甘草節

右件各莘分為末、每服二錢、水一盞、薑棗

煎至七分、如要出汗、蔥白豆豉生姜煎服、

1942

嗽入杏仁麻黄同煎，小兒入薄薄荷煎，婦

人止入生姜煎，嵐瘧用柳桃條二七節同

煎。

溫病第四

巢氏病源，小兒溫病者，是冬時嚴寒人有觸

冒之寒氣入肌肉，當時不即發，至春得暖氣

而發則頭痛壯熱，謂之溫病。又冬時應寒而

反暖，其氣傷人即發，亦使人頭痛壯熱，謂之

冬溫病。凡邪之傷人皆由觸胃所以感之，小

兒雖不能觸胃，其乳母抱持解脫，不避風邪，

兒雖不能觸胃，其乳母把持解脫，不避風邪，

冷热之气，所以感病也。

巢氏病源　小儿温病下利候　温病下利者是
肠胃宿虚而感於温热之病，热气入於肠胃
与水谷相搏，肠虚则泄，故下利也。

巢氏病源　小儿温病皆衄候　温病皆衄者热
乘於气而入血也，肺候身之皮毛，主於气，开
襄於皮温病则邪先客皮肤而搏於气结聚
成热，热乘於血，血得热则流散发，从皮出者
为衄也。凡候热病皆欲衄，其数发汗，汗不出
或初染病已来，都不汗而皆燥，喘息，气有

蓁，如此者必衄血也，小兒衄血至一升數合，然
因得歇，若至一斗數升則死矣，

巢氏病源 小兒溫病結胃候，凡溫熱之病，四
五日之後，热入裏内热腹滿者，宜下之，若热
未入裏而下之早者，裏虛氣逆，热結胃上，則
胃氣滿短氣，謂之結胃也，

仲景論冬傷於寒，春為溫病，

太醫局柴胡石膏散，治時行溫疫，壯热惡風，
頭痛肢疼，鼻塞咽乾，心胃煩滿，寒热往来，痰
實欬嗽，涕唾稠黏方，

柴胡去苗　石膏　前胡去苗

乾葛剉　赤芍藥各五兩　黄芩去上各三兩半

桑根白皮剉　荆芥穗去土七兩

升麻二十兩

右為麁末，每服二錢，水一盞，入生薑三片，

豉十餘粒，同煎七分，去滓稍熱服，小兒作

分三服，更量大小不許時候加減。

太醫局人參芎活散治小兒寒邪溫病時疫

瘡疹，頭痛躰疼，壯熱多睡，及治潮熱煩渴，痰

實欬嗽方。

人參

羌活　　　獨活

柴胡 並去苗　芎藭　枳殼 去穣麸炒

白伏苓 去皮　甘草 一兩 灸各　前胡 去芦頭

桔梗　地骨皮 去土　天麻 酒浸灸 半兩

右為散，每服一錢，以水七分，入薄荷少許

煎至五分，去滓溫服，不計時候

太醫局升麻葛根湯治大人小兒時氣溫疫

方與傷寒錢乙方同

三十六種疹熱晝涼溫病候用除溫散方

大黃　　朴消 研各一分　牽牛粉 兩

檳榔散 二

右件為末，每服半錢，煎黃芩湯調下，臨臥
時服。

莊氏家傳春間疫氣欲作，為先氣壅畏風，痰
嗽頭昏，鼻寒困悶，是其疾也。當先以甘桂湯
理之。凡春氣動，先以此湯驅之，無問大人小
兒也。此方趙彥祖朝散傳之，杜順甫中散，余
與杜季子季楊同官鄜延，因求得之。本名五
胡余惡而易名，為甘桂湯。

甘草 灸　桂 去皮　五味子

1948

黄芩　各一
两半

柴胡　四
两

右叹咀，每服三钱，水一盏，薑五片，煎七分，去滓温服，此二服，泽再合煎一服，政和二年壬辰，余在澧阳，是春疫疾大作，诸小兒服此药皆免。

王氏手集防风散解时疫温病咳喘烦渴头痛躰疼目涩多睡肌内蠕動疾逆怵惔。

防风

川芎

甘草　炙

香白芷　各二
两

菊花一
两

右为细末，每服一钱，煎荆芥汤调，放温服

熱病第五

仲景論冬傷於寒夏為熱病、

外臺黃帝曰、傷寒熱病死候有九四日老人

嬰兒熱病腹滿者死

聖惠云、小兒熱病者、是冬時嚴寒、人有觸胃胃

寒氣入於肌丙、當時不即發、至夏為熱病凡

邪之傷人、皆由觸胃所以感之、小兒雖不能

觸胃、其乳母把持解脫、不避風邪、冷熱氣所

感病也、

千金升麻湯治小兒傷寒變熱毒病、身熱面

赤口燥心腹堅急，大小便不利或口瘡者，或

因壯熱便四肢牽掣驚，仍成癇疾，時發時醒

醒後身熱如火者，悉主之方

升麻

姜䴵

黄芩　一兩

釣藤　鉄各六

白薇

柴胡

朴消

麻黄　去根

甘草　炙各

大黄　半兩

右十味㕮咀，以水三升先煮麻黄，去、沫

内諸藥煮取一升，兒生三十日至六十日，

一服二合，六十日至百日，一服二合半，百

日至二百日，一服三合，以此治热病。

《圣惠》治小儿热病，头痛，口乾，身躰壮热，心神烦躁，宜服解肌散方。

麻黄　根節去　葛根剉

黄芩　川升麻　赤芍藥

甘草　各半兩矣微赤剉

右件藥捣篩為散，每服一錢，以水一小盞，入葱白五寸，煎至五分，去滓，不計時候量兒大小分减温服，令有汗出即差。

《圣惠》治小儿热病，心煩壯熱，口乾多渴，宜服

茵陳散方。

茵陳　麻黄莭去根　赤芍藥　葛根剉各半兩

甘草灸微赤剉　黄芩

右件藥捣麁羅為散每服一錢以水一小

盞煎至五分去滓不計時候量兒大小增

減温服汗出為效

聖惠治小兒熱病煩熱驚悸石膏散方

石膏研　川大黄剉碎微炒　甘草灸微赤剉各半兩

大青　黄芩　梔子仁

知母　葳蕤　川升麻

葛根剉　龍膽去芦頭各一分

右件藥，搗篩為散，每服一錢，以水一小盞，

煎至五分，去滓，不計時候，量兒大小，分減

溫服。

聖惠治小兒妊疾頭痛心燥眼黃吳藍散方

吳藍　　　　　大青　　　　蘆根　剉

石膏　知研各一兩　甘草　炙剉　麥門冬　去心焙各半

黃芩　分各三　茵陳　　　梔子仁　兩

右件藥，搗羅為散，每服一錢，以水一小

盞，煎至五分，去滓，不計時候，量兒大小，分

減服之。

聖惠治小兒熱病煩熱不解，大小腸秘澀，心胷悶亂，犀角散方。

犀角屑　　赤芍藥　　黃芩

川升麻<small>各做赤剉</small>　栀子仁　地骨皮

甘草<small>各半兩剉剉炒</small>　麥門冬<small>去心</small>

川大黃<small>各三分</small>

右件藥搗篩為散，每服一錢，以水一小盞，煎至五分，去滓，不計時候，量兒大小分減溫服。

聖惠治小兒熱病，心神狂躁，身熱如火，頭痛

煩渴眠臥不得真珠散方

真珠 末　馬牙硝　龍齒

寒水石　太陰元精石 各一

鈆霜　朱砂 兩 各半　牛黄

射香 分 各半

右件藥都研令細不計時候以新汲水調

下半錢量兒大小加減服之

聖惠治小兒熱病皮膚壯熱子苓散

子苓　川升麻　梔子仁

大青　甘草 炙微赤剉 各乙分

1956

右件藥捣細羅為散、不計時候、以新汲水

調下半錢、量兒大小、以意加減

牛黃 半分　朱砂研 各細　茯神

苦葽根 剉　苦參 剉　甘草 炙微赤剉 各一分

右件藥捣細羅為散、入研了藥都研令勻

不計時候、以新汲水調下半錢、量兒大小

以意增減

聖惠又方、

胡黃連　栀子仁　牛黃 細研

1957

甘草灸微赤剉 各半兩　子芩一兩

右件藥搗細羅為散研入牛黃令勻不計

時候以蜜水調下半錢量兒大小加減服

之

聖惠治小兒熱病煩渴頭痛壯熱不止方

生地黃汁三合

右入生蜜半合和勻時時與一合服量兒

大小加減服之

聖惠治小兒熱病煩渴方

右取苦薑根末不計時候以乳汁調半錢

1958

量兒大小，加減服之。

聖惠治小兒熱病腹脹，大暢不通方。

右用牽牛子半兩微炒搗細羅為散，每服

以橘皮湯調下半錢，稍利為效，量兒大小，

以意加減。

張渙治熱病石膏散方。

石膏　　　　　白茯苓

乾葛根　各一兩

甘草　灸　　　黄芩

芍藥　各本兩

右件搗羅為細末，每服一錢，水一小盞，入

竹葉薄荷各少，計煎至五分，去滓，放溫服。

張渙又方地黄散

生乾地黃 一两 棗葉 焙乾去白

黄芩 陳橘皮 各半两

右件搗羅為細末。每服一錢，水八分一盞。入葱白塩豉各少許，煎至五分，去滓放温眼。

張渙治小兒熱病口乾心神煩躁真珠散方

真珠 末 牛黄 龍腦 並細研 各一錢

瓜根 茯神 朱砂 研水飛 各半两

馬牙硝 寒水石 各 並為細末 各一分

右件一虔拌匀，每服半錢蜜水調下，量兒大小加減。

張渙又方犀角飲子

犀角屑　　川大黃劑炮細　川升麻兩各一

赤芍藥　　人參去頭蘆　　甘草半兩炙各

右件搗羅為細末，每服一錢，水一盞，入竹葉三片，煎至五分，去滓放溫服。

張渙又方地骨皮散

地骨皮乾洗焙　川大黃微炮　黃芩兩各一

麥門冬心　　黃耆　　甘草半兩各矣

1961

右件為細末，每服一錢，水八分，一盞，荊芥

少許，煎至五分，去滓溫服。

　　傷風第六

錢乙論傷風瘛瘲，口中氣熱，呵欠頓悶，當發

散與大青膏解，不散有下證，當下，大黃丸主

之。大飲水不止，而善食者，可微下，餘不可下

也。大青膏方，見驚熱門。

也。中大黃丸方，末見。

錢乙論傷風手足冷者，脾藏怯也。當和脾後

發散，和脾益黃散，發散大青膏主之。大青膏

前，益黃散方，見同

錢乙論傷風，自利，脾藏虛怯，當補脾後發散，

胃氣不和門。

钱乙论伤风自利者，脾藏虚怯也。当补脾益

黄散、发散大青膏主之。未差调中丸主之。有

下证大黄丸下之。下后服温惊丸。大青膏方

调中丸方见胃气不和门温惊丸

方见一切惊门大黄丸方末见

钱乙论伤风腹胀者脾藏虚也。当补脾必不

喘后发散仍补脾也。去胀塌气丸主之。发散

大青膏主之门塌气丸方见胃气不和

门大青膏方见惊热门

钱乙论伤风兼藏者熏心则惊悸，熏肺则闷

乱喘息哽气长出气嗽，熏肾则畏明，各随补

母藏虚见故也。

錢乙論傷風下後餘熱者，以藥下之太過，胃中虛熱，飲水無已也。當生胃中津液，多服白术散方。見白术散方，見胃氣不和門。

錢乙論傷風吐瀉身溫，云作涼作熱，時多氣麤，大便黃白色，嘔吐乳食不消，時欲嗽更有五藏兼見證，當煎入藏君臣化大青膏後服益黃散如先曾下，或無下證，慎不可下也，此乃肺受寒，不能入脾也，見同一方並不止吐瀉。

錢乙論傷風吐瀉身熱，云多睡能食乳飲水不止吐瀉，大便黃水此為胃虛熱渴吐瀉也。

1964

當生胃中津液，以止其渴，止後用發散藥，止

渴多眠，白术散發散大青膏主之，二方並前

錢乙論傷風吐瀉身涼云吐沫瀉青白色悶

亂不渴哽氣長出氣睡露睛此傷風藥往前輕

怯因成吐瀉當補脾後發散補脾益散黃發

散大青膏主之，此二證多病於春冬也，二方並見

同前。

玉訣小兒傷風候歌

鼻塞傷風肺受寒喘欬驚啼臥不安頻

赤白乾頻發熱吐瀉邪攻藏腑傳

此患先與解熱後下風涎次平胃氣故魚
惧也

博濟方治小兒外傷瓦冷解肌厚朴散

厚朴 去皮以姜汁窪矢令香　蒼术

陳橘 去穰各乙兩　乾姜 三分　甘草 半兩

右件同為細末每服一錢水一盞入姜錢

二片棗一枚煎至六分熱服

劉氏家治小兒傷風傷寒渾身壯熱欬嗽痰

盛麥湯散

麻黃 去根節　生姜

汁浸乙宿　知母

石膏煅　　葶藶隔紙　地骨皮
　　　　　　　　炒

杏仁尖別研　　　　滑石等分
湯浸去皮　　　　　　　末各

右為末每服半錢煎小麥湯調下

劉氏家傳驚調散治大人小兒老少但是諸

般傷寒傷風躰虛煩热上膈有涎煩躁不省

人事

荆芥穗　乙兩微炒　　　　　麝半錢
　　　　焙末之

腦子一

右將腦麝各研入藥令匀每服好茶半盞

調半錢和滓服重者一錢小兒少許不計

1967

時候。

張氏家傳，小兒傷風渾身諸般壯熱，七寶散。

天麻 炙

　白殭蠶 微炒

　羌活 錢各一

蝎 少

麻黄 去節

　白附子 分各一

射 許

右為末，每服半錢一字，用生姜薄荷蜜水調下，大小加減。

莊氏家傳古方惺惺散，治小兒傷風壯熱及

瘡疹妻氣時氣溫壯風熱等疾，錢乙惺惺散，大略同。

人參　　白茯苓　　甘草炙

白术　　苦薑根　　細辛

桔梗

右七味等分焙乾為末每服一大錢用水

半盞薑一片薄荷三兩葉同煎三五沸二

三嵗一服分三服五嵗以上只作一服如

傷風欲出汗以葱白豆豉薄荷同煎溫服

一方无白术有乾葛甘草減半治壯热入

薄荷生姜治冷氣入姜枣水乙盞煎七分

用药二錢少異

莊氏家傳小兒傷風

右以京豉及葱生研作餅貼顖上，如有邪氣者，以京豉及桃頭生研貼如前方。

孔氏家傳治小兒風吹妄著渾身壯熱，頭疼，面頰赤，多渴，**參苓散**

人參　　茯苓　　甘草炙

白术各乙　黄芩　　乾葛各半兩

右為細末，每服一錢，水五分，薑一片，棗半箇，煎四分，通口服。

王氏手集百解散治小兒傷風瘡疹之類

黄耆　　青皮　　茯苓

苦蔞根　甘草 炙　紫苑

白术 各一　百合 一兩半

右為細末，每服一錢，水八分盞，煎至四分，

通口服，得少汗為妙。

吉氏家傳治小兒驚風、妳食不化、成外傷風、

壯熱氣麁、慢風搖頭、口眼不閉、及赤白痢，金

箔九、

金箔 四十／九片　朱砂　水銀

臘粉　牛黄　青黛

蟬殼　白殭蠶　麻黄 去節

1971

白附子

犀角 末　天麻 酒浸 炙 隨多

天南星 炮各 二錢　真射香 少

細，傾入諸藥，煉蜜為丸，如梧桐子大，每服

右件都為末，將金箔、朱砂、水銀膩粉同研

二九，薄荷湯化下。

臥不安，直視涎盛，時作驚掣。

長沙醫者丘松年傳蝎稍散，治傷風發熱，瞳

全蝎 半箇 去觜

麻黃 防風　薄荷葉 錢各一

川芎 錢各二　甘草 炙

右為細末，入朱砂一錢，細研入藥末內，令

匀，每服一钱，水半盏，煎三分温服。

伤暑第七

太医局香薷丸，治大人小儿伤暑伏热，燥渴
瞀闷，头目香脓，胃膈烦满，呕哕恶心，口苦舌
乾，肌肤困倦，不思饮食，或发霍乱吐利转筋，
并宜服之。

香薷 去土　　　紫苏茎叶 并用去粗梗

乾木瓜 各一两　　丁香 炙　　白茯神 木去

薰香叶 土　　甘草 剉　　檀香 剉 各半两

右为细末，炼蜜和丸，每两作三十丸，每服

1973

一九至二九、細嚼温湯下、或新汲水化下

亦得小兒眼半九、不計時候

太醫局枇杷葉爰治大人小兒冒暑伏熱引

飲過多、脾胃傷冷飲食不化冒膈痞悶嘔噦

惡心頭目香眩、口乾煩渴肢躰困倦、全不思

食、或陰陽不和、致成霍乱吐利轉筋煩躁引

飲、

枇杷葉 去毛净矢　陳橘皮 湯去瓤焙　丁香 谷半兩

香薷 分三　厚朴 矢姜汁塗焙乾 四兩　乾木瓜

白茅根　麥門冬 焙乾去心

1974

甘草 炙各一兩

右件藥擣羅為末。每服二錢。水一盞。入生姜二片。煎至七分。去滓溫服。溫水調下亦得。如煩躁用新汲水調下。不計時候。小兒三歲已上。可服半錢。更量大小加減。

子方、

張渙治小兒伏暑嘔吐者最宜服之清膈飲

檀香

香薷

白茯苓

淡竹葉 去枝梗剪葉焙乾各一兩

人參 去蘆頭

半夏 湯洗七次焙乾

甘草 炙各半兩

白粳米 合一

右擣羅為麄末，每服一錢，水一大盞，煎七

分，去滓放溫，時時如熱水令兒服之，量兒

大小加減。

莊氏家傳治小兒中暑吐利。

右以白葵梨苗研汁服。

長沙醫者丁時發傳治小兒中熱面赤身如

水熱或眼赤。

鬱金 三枚用皂
角水煮乾 馬牙硝 分各一 當歸 炙二 甘草

右末細研一字，或半錢，冷水調下

傷寒第八

巢氏病源小兒傷寒候，傷寒者，冬時嚴寒而人觸冒之，寒氣入腠理，搏於血氣則發寒熱，頭痛躰疼，謂之傷寒。又春時應暖而反寒，此非其時有其氣傷人即發病，謂之時行。傷寒者，小兒不能觸冒寒氣而病傷寒者，多由大人解脫之時久故令寒氣傷之，是以小兒亦病之診其脈來一投而止者，便是得病一日。假令六投而止者，便是得病六日，其脈來洪者，易治，細微者，難治也。

巢氏病源小兒傷寒解肌發汗候傷寒是寒
氣客於皮膚寒從外搏於血氣腠理閉密冷
氣在內不得外泄蘊積故頭痛壯熱体疼所
以須解其肌膚令腠理開津液為汗發泄其
氣則熱歇凡傷寒無問長幼男女於春夏宜
發汗又脉浮大宜發汗所以然者病在表故
也。

千金論曰，夫小兒未能冒涉霜雪乃不病傷
寒也。大人解脫之人傷於寒冷則不論耳然
天行非節之氣其亦得之有時行疾疫之年

小兒出腹便患斑者也，治其時行即度，故如大人法，但用藥分剂少異，藥小冷耳。

聖惠論，凡嬰孩傷寒，不可以燥藥發汗也。發汗則孩子一向躁極於藏腑，熱極傷於心氣，多厥不可治也。若以性寒湯藥，陽受於冷，冷熱相擊，孩子一向驚叫不睡，熱衝於腦，頭縫開張，皮肉筋脉急脹，不可治也。若以性熱湯藥餌之，乃助於陽也。陽極則陰火爭也。四肢汗出如油，手足或热或冷，多狂癲驚瘦即不可治也。

茅先生小兒有傷寒候，身微熱，嗽唯吐乳鼻
塞。欬嗽此候因抱兒子當風處吹著背俞至
此，所治者當日下天麻散二眼，門中方見本朱砂
膏二眼，槓門中。方見驚其患即愈，不得悞動藏腑。

茅先生傷寒變蒸夾驚夾熱食，中風所中傷
寒多。說有一因依根源各別下藥有殊，如調
理上件傷寒傳變吐不可止，大小便不通，大
渴，耳內膿出，身上生班點，赤心狂眼視，鼻口
乾燥，死候不治。

漢東王先生家寶傷寒病證嬰孩小兒單傷

寒者，渾身壯熱，鼻流清涕，身上寒毛起，欬嗽，

欲喘，宜用解傷寒紅綿散三二服，間調胃氣，

進乳食，觀音散三二服，如有餘熱未退，瞳裏

多驚潰，進七寶輕青丹三二服，方見胃氣觀

門，再服調胃氣觀音散三二服，不和門中

漢東王先生家寶小兒傷寒可醫者七，

鼻內清木是傷寒，鼻者是肺之外應，傷寒故

外風吹著身皮毛及髮督主於肺故令外浮

流出清水，身寒毛立，後則身熱躁吐，口乾鼻

冷，汗出，是傷寒，傷寒者，是邪氣傷其正氣，正

氣軟弱則不能主於身被邪氣攻出故為汗

汗出多則令面黃無力後若不止則躁虛生

風宜補實之、

鼻塞是傷寒是外邪傷肺所受則正在

肺邪氣傷正氣則滯榮衛不通故乃鼻塞是

發汗後更與通關藥耳、

面赤是傷寒傷寒是傷氣及邪氣入腹其肺

當肚不肯受邪肺者受患其初傳心則心氣

虛故令面赤則口乾夜間不臥陰陽相克日

中可則解涼藥服之、

吐白水是傷寒何以吐白水其傷寒受在於
胃其胃氣為邪所傷胃弱則吐白水若吐食
則入脾差後須變身黃脾胃俱象土故色黃
宜早暖脾胃耳

兩眼黃赤是傷寒傷寒是先受在脾其色黃
次傳在肝主眼故邪傷於肝故共脾邪入之
故令眼黃赤宣以洗肝後癹汁耳

小便黃赤是傷寒傷寒者寒氣傷肺肺虛故
不受於心心實傳腑心以小腸為腑受邪則
滯榮氣則赤後則床如血通小便後取之

不可醫者六。

傷寒面黑者不治，傷寒氣傷皮膚本入肺，肺
傳腎，腎主水，水屬北方，其色黑，復傳心，心屬
火，其水大能克火，故令面黑不治。

傷寒大小腸痛不治，其傷寒受在肺，肺以大
腸為腑，藏不能受倒傳出二藏不再傳入心
則火克金，心將小腸為腑，故大小便痛耳。

傷寒忽作鴉聲不治，此是傷寒邪氣傷肺，肺
主聲，肺被邪傷絕，則聲出不迴，如便作鴉聲，
是肺絕也。

傷寒吽聲不出不治此是傷寒入腎失解腎

氣絕不能作声即死耳。

傷寒糞黑不治何以瀉黑血糞其傷寒邪傷

肺肺絕不能行血其血黑色從大腸中下如

死鵝鴨十般即死。如大便血亦黑不妨卻是

热盛宜與涼藥耳。

傷寒爪甲黑不治爪黑者傷寒傳肝其邪勝

正氣絕肝主爪及主諸爪甲肝絕則不能荣

於爪故為死之形也。

右件其傷寒皆是邪氣傷於藏腑滯其血氣。

则寒热血脉乱，不能饮食，其头痛面赤者，则
是阳毒。其面青不语，多哭身寒，是为阴毒凡
伤寒三日前旦汗，三日后宜转。又云，阴毒宜
廻阳，后方汗。阳毒宜解，后与汗之，取转亦
此说三日前汗，三日后转，此大略之言耳。初
得便宜转者，有得之三四
日后宜汗者，不可拘此。

嬰童实鑑，小兒伤寒为客风伤於腠理，攻於
皮肤，故身热头痛不食气多呕逆惊啼面赤
而喘。

活人书序小兒伤寒与大人治法一般但分

剂小，药性差凉耳。寻常风壅发热，鼻涕痰嗽，
烦渴惺惺散主之。方与钱乙同。咽喉不利，痰
实咳嗽鼠黏子汤主之。方见本门中。头额身体温，
热，大便黄赤，腹中有热四顺散主之。方见温壮门中。
连翘饮三黄丸主之。头额身体温热，大便白
而酸臭者胃中有食积双丸主之。三方见小
儿鱼蛋疾唯饮食过度不能自节心腹胀满
身热头痛此双丸悉治之。小儿身体潮热头
目碎痛心神烦躁小便赤大便秘此热剧也。方见伤寒大门调胃承气汤主之。伤寒
洗心散小便不通门调胃承气汤主之。伤寒

1987

自汗頭疼發熱而倦人惡寒者此傷寒證也

門
升麻湯主之、方見傷寒口內生瘡、無汗者麻

並見
黄黄芩湯有汗者升麻黄芩湯皆要藥也方二
本門

小兒尋常不可過當服涼藥胃冷蟲動方
辯

其證與驚相類醫人不能辨往往復進驚藥

加腦射之類遂發吐胃虛而成慢驚者多矣

小兒須有熱證方可陳轉仍慎用丸子藥利

之當以大黄川芎芋哎咀作湯液以蕩滌蘊

熱蓋丸子巴豆乃攻食積耳

翰林侍詔楊大鄴問小兒傷寒瘟疫者為何

答曰神氣雖圓惟情性未定衣裳不擇於厚薄或恣情而脫着嬌縱不常坐冷盡意或過餐寒熱之物因此致患頭疼氣促發熱增寒或飲多尚渴或虛汗連連精神呿唯因綿綿用藥須精審其根源察病表裏仍看脉躰未可便下切須要知虛實消停藥分切在意慶方治之

惠眼觀證傷寒外證一見眼睛黃赤反鼻塞遍身壯熱口鼻出清水非時冷汗加之欬嗽氣閒毛起小便如粉汁此皆是傷寒候傷寒

候如竟面帶黑色，大小腸乾痛，上吐下瀉，氣

又刺痛耳內膿，及眼生浮膜，皆惡候也。

惠眼觀證，小兒傷寒形候，亦分數類，有無驚

挾實驚氣溫候三證，一無驚者因患驚風三

日後治得驚退第四日至五日，忽有噉息麁

大面色恍恍瘛動，無時上渴不止，急且治稗

宜下麥湯散，方未平胃丸，方逆門中附子散見方

虛寒萬一記之，不得下冷藥，恐冰卻稗氣伏

門中熱不退二挾實者本因孩兒肥實喫食無度，

傷飽而閉卻胃氣，其候嘔逆一見脣紅面赤，

便問曾吐嘔逆無如已曾吐嘔逆必須頭痛

或瀉不止乃用鮓湯丸方見急慢門中通利後匀

氣散不見胃氣夾麥湯散服之驚氣者本因

氣膨脹欬嗽咽喉中涎響心間煩躁藏腑疼

痛夢中虛驚先用烏犀膏热門中風衰涎次下

麥湯散及大驚丸方見一切相夾服至兩日

方下鮓湯丸通利一二日氣行後常服醒脾

平胃湯藥如傷寒後或遍身生黑黶血所謂

蘭斑形證下可用藥三溫壯者亦渾身微热

面紅常困瞳微汗囟容風吹着毛竅冷氣急

皐寒犬䣃與變蒸相似，只下麥湯散與紅綿

散，紅綿散方見瘡疹，治之亦安。

己出末出門中

小方脈論傷寒皆因三陰三陽受病，緣未辨

東西，不能言語，雖即遍身壯熱，四肢不任其

狀多喘難為識候。凡傷寒與諸熱疾皆同，奈

諸熱不生呻吟，惟傷寒呻吟眉聚是也。宜服

麥煎散見方未

茅先生小兒初受傷寒候歌

小兒傷寒身壯熱，面赤脣紅眼赤黃身，

上寒毛初粟凜更蚤冷汗瀾汪汪，皐中

清淨消消滴小便如粉又如漿上喘皐

塞將加嗽口乾嘔逆是尋常看有諸般

難治療、別為章句好看詳、

茅先生小兒傷寒死候歌

傷寒吐不止、　便溺更難通

汗後發热渴、　耳中疮潰膿

身生斑黑點、　皐丘出傾筒

欬嗽四肢厥、　心狂下所攻

觔軟睡不穩、　腹脹喘聲雄

手足心热痛、　此候命須終

茅先生小兒又傷寒死候歌

小兒傷寒面黑色，手內有膿聲噎塞氣

逆吐漏轉加增，大腸乾泄眼浮極醫士

精神還更昏，千萬歸泉休廢力。

玉訣小兒傷寒候歌

卑多清淨肺傷風，寒氣相傳卑不通，壯

熱脈浮生內熱，發驚涎盛轉加濃。

夫小兒傷寒者，先與治風後與下涎，次調

胃氣也。

石壁經三十六種正受傷寒候歌

1994

傷寒初得渾身热、惡哭、多啼、無喜悅、眼
紅瞼赤類驚風。鳳髓經此一句云、只看眼急以驚風却被
醫人道驚热、但須涼膈莫令渴、渴便飲
水魚休歇、若将三黄散子服、汗出身輕
便無热、

風邪寒入肌膚、汗閉热氣内蘊致使煩躁
而多渴喘嗽汗不得泄發热不止、若眼冷
藥太甚則使汗不出而反作別候也須先
出汗次涼膈方愈、若不然則慢脾慢驚緣
此得之、鳳髓經歌同、仍注云典三黄散方見本門中、次參湯散方未見。

小兒形證論四十八候正受傷寒歌一同後

云此為正受傷寒目急壯熱氣喘嗽面赤先
與解表散喫方見慢驚後用南星丸退風熱
方見傷寒門中如不退却將三黃散與喫方見本
變疹門中

千金治少小傷寒莽草湯浴方

莽草 半斤　牡蠣 四兩　雷丸 三十枚

蛇床子 一升　大黃 一兩

右五味㕮咀以水三斗煮取一斗半適寒
温以浴兒避眼及陰

千金治小兒傷寒方

葛根汁　淡竹瀝各六合

右二味相和，二三歲兒分三服，百日兒斟酌服之。不宜生服，煮服佳。嬰孺方同云乃云。又生服，不用煮。

千金治少小傷寒芍藥四物解肌湯方。

芍藥　黃芩　升麻

葛根各半兩

右四味㕮咀，以水三升，煮取九合，去滓，分服，甚歲已上分三服。治小兒瘡疹之候，與傷寒溫疫相似，疑似之間，先可與之。傷寒證治方同云又

千金治夏月傷寒四肢煩疼，發熱其人喜煩

嘔逆滿劇如禍祟寒熱相搏故令喜煩七物

黃連湯方

黃連　　　　伏苓各一　黃芩各十八銖

芍藥　　　　葛根兩　甘草一兩六銖

小麥合叁

右各㕮咀以水七升煮取三升冷分三服

不能一升者可稍稍服之湯勢定乃臥藥

去毒氣服湯之後胃中熱及咽喉痛皆差

其明日復煮一劑如法服之服此湯無毒

但除熱下氣安病人小兒服者取三分之一

一、以水四升，煮得二升，稍稍服。

仙人水鑑孩子傷寒方。

梔子仁一枚　棗一枚烧灰　牙硝一分

右以古字錢兩文，烧令赤，水中淬，如此七

度將此水調三味，灌之立愈。

仙人水鑑孩子百日内，患傷寒壯熱，速宜療

之。

牙硝

鐘鐵　乙子，烧令通赤，以水二斗淬之，如此

三七遍，煎取一停，更入柳葉七斤，浴

兒，月不

胡油麻乙二十粒　松柏果枚二七

乳香各乙　金箔片一

白芥子 粒三七

右並搏為散蜜丸如彈子大，以青物裹一
丸，如燒香法薰覓雙足，微有汗出便差。

仙人水鑑、小孩子三歲以下忽患傷寒陰陽
二毒，此因母之毒氣所致，庸醫多不會自見，
壯熱不食多腫，便以冷藥及冷物與喫，即兒
轉不安加甚，蓋藥熱動風，藥寒嘔逆宣使此

走馬散子方，　　　　　　　　乾地龍 末入一粒

大黃 末一兩，水 醋煮令如

牙硝 分一

2000

右為末，同研三百下，令陰乾，再擣為末，生

薑汁調灌，立見神驗，少灌，量多。

聖惠治小兒四五歲傷寒壯熱頭痛，射干散

方

射干　　　　甘草炙微赤剉　　川升麻

杏仁仁麩炒微黃　　　　　　　赤芍藥

石膏兩半　麻黃根節三分去　　桂心一分

右件藥擣麁羅為散，每服一錢，以水一小

盞，煎至五分，去滓，不計時候，量兒大小加

減溫服。

聖惠治小兒傷寒發熱，四肢煩疼，解肌散方

赤芍藥 半两　杏仁 湯浸去皮尖双仁麸炒微黃

桂心　川大黃 剉碎微炒　甘草 炙微赤剉各一分

麻黃 三分去根節

右件藥擣，麁羅為散，每服一錢，以水一小盞，煎至五分，濾去滓，不計時候，量兒大小加減溫服。

聖惠，治小兒傷寒退熱黑散方。

麻黃 去根節　川大黃　杏仁 去尖皮双仁各一两

右件藥並炒令黑，擣細羅為散，二三歲兒，

每服以温水调下半钱,频服,汗出差。四五

岁每服一钱,未汗再服。

聖惠治小兒傷寒頭痛壯熱,犀角散方。

犀角屑　黄芩　川大黄劉碎

赤芍藥　麻黃去節　苦蔞瓤分各一

柴胡半兩去苗　石膏細研

右件藥搗羅為散,每服以水一小盞,煎

至五分,去滓,量兒大小,以意分減温服。

聖惠治小兒傷寒肌熱,頭痛心煩,麻黃散方。

麻黃去根節　甘草炙微赤剉　赤芍藥兩

川大黄剉碎微炒　杏仁湯浸去皮尖雙仁麩炒微黃各一分

石膏一兩

右件藥擣羅為散，每服一錢，以水一小盞，煎至五分，去滓不計時候量兒大小以意分減溫服。

聖惠治小兒傷寒心胷壅悶煩熱頭痛宜服前胡散方。

前胡半兩去蘆頭　石膏一兩細研　黃芩麩炒微赤剉

赤茯苓　枳殼麩炒微黃去瓤　甘草炙微赤剉各一分

右件藥擣麁羅為散，每服一錢，以水一小

2004

盞煎至五分，去滓，不計時候，量兒大小，分
減溫服

聖惠治小兒中風傷寒眼目不開手足微冷
口多出涎啼聲不出惡噤或時覺躁悶附子
散方

附子 炮裂去　　地 劉 各
　　皮臍去　　葛根 半兩　　蜺蟖 去翅足
人參 去蘆各一　　桂心 分　　微炒

右件藥搗羅為末，每服一錢，以水一小盞，
入生薑少許，煎至四分，去滓，分溫二服，量
兒大小，以意增減。

2005

聖惠治小兒傷寒頭熱足冷顖門張者難差

多躁啼不睡，小便赤少，四肢熱者，桔梗散方

桔梗　　人參〔蘆頭去〕　葛根〔剉各半兩〕

附子〔炮裂去〕　甘草〔炙微赤剉〕〔各一分〕

右件藥搗羅為散，每服二錢，以水一小盞，

入生薑少許，煎至五分，去滓，不計時候溫

溫眼量兒大小，以意增減

聖惠治小兒傷寒躰熱煩躁，知母散方

知母　甘草〔炙微〕　竹筎　麻黃〔半分去根節〕

杏仁〔麩炒微黃〕〔湯浸去皮尖雙仁〕〔各二分〕

2006

右件藥搗羅為散每服一錢以水一小

盞入蔥白二寸香豉三七粒生薑少許煎

至五分去滓不計時候溫服量兒大小以

意增減

聖惠治小兒傷寒壯热頭痛口乾心煩宜服

此方

生薑 汁少　竹瀝 合乙　蜜 合半

右件藥相和令勻二三歲兒分為三服

聖惠治傷寒五日不能言語热在骨中宜服

抵聖圓方

2007

犀角屑　麻黃去根　黃芩

釜下黃土　梁上塵各半　竈突墨各兩

川大黃剉碎做炒二兩　川朴消各乙兩

右件藥搗羅為末煉蜜和搗三百七杵圓二百

如彈子大每眼不計時候以新汲水研服

一丸如渴飲新汲水當有汗出良久末汗

即更眼一丸汗止热退能語若小兒即量

力服之

靈砂治小兒傷寒壯热解表大效紅綿散方

麻黃兩半　乾蝎箇七　天麻

甘草 各乙分
盖焙乾

右件為末，每一錢，紅綿一片，掺藥炙綿上

入生薑一片，棗子半箇，同煎至半盏，去綿

薑棗冷服，

譚氏殊聖方，

初得傷寒兩日間，作時壯热四梢寒，朝

來還似依稀差，至夜猶來似火燃，求取

元明粉一物，飲中頻喫便身安，忽然未

得惺惺差，更與神丹轉後看，

觧交飲子

元明粉錢一

右加紅粉散貳錢，分作四服，茶調下，相次

與喫，予受眼下項救生丸及真珠散，_{譚氏即魚}了

即紅粉散恐是紅龍散、赤治傷寒方，_{見搖方}

搖門救生丸方，見魚幸疷門中真珠散方

見客忤門中、

譚氏殊聖方、

小兒壯熱又頭疼，手足饒寒冷似冰，

唯時時多眼澀，睡中忽跳愛虛驚，都緣

全是傷寒作，不是家親及祟神，發表微

滲通取氣免教災苦病相縈、

2010

問命散 一名定命散

藜蘆 乙兩炒 射香 半錢 研勻

右用一字以來，吹鼻中效，須先服紅龍散

四服次與救生丸，次服真珠散，次於鼻中

吹藥三兩噴效見同前 三方並

茅先生小兒傷寒天麻散

天麻 荆芥穗 甘草 矢各半兩

麻黃 一兩 去節 全蝎 分

右為末，每服一錢，水六分盞，薄荷三葉，同

煎四分，通口服。

嬰孺治小兒傷寒發熱，服解肌湯不除，宜服

此當歸湯方。

當歸　桂心　甘草 炙

黃芩　芍藥　人參

乾薑 兩　各一　大黃 三兩

右切以水三升，煮一升，去滓，下芒硝一兩，

再煎三兩沸，三百日兒半合，二歲一合，如

不利加之，取利為度。

嬰孺治小兒傷寒，寒熱不休，不能服藥，浴湯

方。

2012

莽草　丹參　內桂各三

菖蒲半升　蛇床子二兩　雷丸五十箇

右水三升麥十餘沸適寒溫浴兒避陰及
目

嬰孺治四五歲傷寒取汗湯

麻黃三分去節　射干　甘草炙

升麻　芍藥　貝母

石膏二分碎各　桂心一分　杏仁二十粒去皮

右切以水三升煮及一升二合兒強者三

合羸者二合便令卧取汗如人行十五里

再服之。

嬰孺治少小傷寒發熱解肌發汗散方

芍藥　　黄芩　　葛根分各二

右切，以水三升，煮一升，為四服，一歲兒為

三服。

嬰孺治少小傷寒方

葛根四兩　　麻黃葉　　人參各二

甘草炙　　桂心兩半　　生姜二兩

右水六升入棗十枚，同前藥煮及二升，百

日兒一合二百日兒一合半，量兒增之，鑑

汗，汗出溫粉粉之，

嬰孺治少小傷寒發熱，解肌發汗散。

麻黃四兩去節　杏仁　桂心各一兩

大黃十二銖

右為末，二百日兒乳汁和，服大豆大四九。

地出汗。

嬰孺治小兒傷寒寒熱往來，麻黃湯方。

麻黃去節　牡蠣　雷九分十

乾薑　桂心　枳殼

厚朴四分炙　白斂云四分一合　大黃六分

2015

蜀椒 汗一

右取豬脂一斤細切，合桑杵熟，入緔袋中，
灸微熱，摩兒膈背手足，令遍，如袋汁盡，更
令汗出，摩記粉之，摩衣把汗出，宜于春夏
用之，至秋冬不可用也。

漢東王先生家寶治嬰孩小兒單傷寒反夾

驚傷寒紅綿散

麻黃 去節　　全蝎 炒　　甘草 炙　　白附子

大黃 用濕紙裹炮令熟切焙

蘇木 炒　　天麻 乙錢各出生

2016

右為末，每服嬰孩一字，三、一歲半錢，四五

歲一錢，水一藥注，或半銀盞，綿燕脂盞子

同煎十數沸，如無綿燕脂，只用綿少許裹

藥在內，如前法煎須候綿帶紅色，去綿與

服。

漢東王先生家寶治嬰孩慢驚及小兒傷寒

溫壯、斑瘡、水豆、夜啼驚叫、諸驚、餘熱、口內生

瘡、小便亦色、七寶輕青丹方。

螺頭青黛 半兩　蛤粉 兩

釣藤 妙為木秤

天竺黃 分　各一　白附子 字三　丁香 炒一字

射香一字別研用半皂子大亦得　鈆錫灰二錢

右為末，粉粟米煮糊為丸，如此○大，嬰孩每一丸分三服，三二歲每一丸分二服，四五歲每服一丸，薄荷蜜熱水磨下。

錢乙論升麻葛根湯，治傷寒溫疫，風熱壯熱，頭痛肢躰痛，瘡疹已發未發，並宜服之。

升麻　乾葛細剉　芍藥

甘草剉炙

右各等分，同為麄末，每服四錢，水一盞半，煎至一盞，溫服，无時。

錢乙惺惺散，治傷寒時氣風熱痰壅，欬嗽及
氣不和。

桔梗　　細辛去葉　人參切去頂焙

甘草劉炒　白茯苓去皮　白术

苦薑根兩各乙

右同為細末，每眼二錢，水一盞，入薄荷五
葉，煎至七分，溫眼，不拘時，如要和氣，入生
薑五片，同煎，壹法用防風一分，川芎二分。

張渙毛活湯方，治小兒傷寒，解利邪氣。

毛活　　防風　　川芎

人参 去芦頭 乾葛根

犀角 末 甘草 炙各一兩 川升麻

右件擣羅為細末，每服一錢，水八分一盞，

入生姜二片，棗荷三葉，煎至五分，去滓，放

温熱服。

張渙解肌湯方　治小兒傷寒透肌散毒

麻黄 去節 川芎 人参 去芦頭

赤芍藥 前胡 獨活 各半兩

右件擣羅為細末，每服一錢，水八分一盞，

入生薑二片，薄荷三葉，煎至五分，去滓放

温热服

張渙黑散子方治小兒傷寒解利邪热

川大麻兩半　麻黃去節根　川升麻

芍藥　杏仁去皮火　甘草各一分

右件藥慢火炒令黑色擣羅為散每服半

錢至一錢煎荆芥湯調下

張渙前故散方治小兒傷寒四五日邪热不

除者

半夏七遍湯洗　前胡兩一　甘草炙　桔梗　柴胡去苗　黃芩

人參 去蘆頭 各半兩

右件為細末每服一錢水一盞入生姜二
片棗一枚同煎至五分去滓溫服

嬰童寶鑑治小兒傷寒金花散方

鬱金半兩　馬牙硝一兩　膩粉

朱砂錢谷半

右件為末每服一字用麥門冬熟水調下

良方治小兒傷寒凤癇小黑膏

烏頭　天南星各一枚大者燒通赤

令火滅取刮之中心存白處如皂莢大子

為度滇燒數枚捀中度者可用。

薄荷　　　元參各五錢末

右蜜和蔥白湯下至許頻服箇緩急加乳

香同蔥白煎湯潤州傳醫賣此藥累千金。

余家小兒傷風發热與一三九令小睡及

竅則已涼矣、

活人書連翹飲治小兒一切热。

連翹　　　防風　　　甘草

山梔子仁

右件各寺分搗羅為散每服二錢水一中

盞煎七分。

活人書三黃丸，治吐血黃疸及腹中有熱。

黃連 三兩　　　大黃 一兩　　　黃芩 二兩

右擣羅為細末，鍊蜜為丸，如梧桐子大。每服十五九，白湯吞下，小兒減服之。

活人書，治小兒傷寒無汗，頭疼發熱惡寒麻黃黃芩湯，

麻黃 一兩　去節　　　黃芩　　　赤芍藥 各半兩

甘草 炙　　　桂枝 一分　去皮各

右擣羅為細末，每服二錢，暖水調下，日三服乘治天行熱氣，生䘌豆瘡不快，益煩躁

昏潰或出上身疼热者。

活人書升麻黄芩湯治小兒傷風有汗頭疼

發热恶寒。

升麻　　黄芩　　葛根

芍藥　各三錢　甘草　半炙　一錢

右㕮咀如麻豆大每服二錢以水一中盏煎

至六分去滓温服若時行瘡豆出不快煩

躁不眠者加木香一錢半。

活人書雙九治小兒身热頭痛食飲不消腹

脹滿或心腹疼痛大小便不利或下重数起

未差可再服。小兒蒸候哺食減少氣息不快夜啼不眠是腹內不調並宜用此丸下之。

巴豆〔六十粒去皮心膜研新布絞去油日中曬之白如霜〕

麥門冬〔一兩半湯洗去心〕

甘遂〔兩半〕

麩核〔兩半取仁四〕

朱砂〔研一錢〕

甘草〔一兩一分灸取〕

牡蠣〔粉二兩〕

右麥門冬甘遂牡蠣四味為細末入巴豆朱砂麩仁令和擣二千杵更入少蜜擣和極熟旋丸半歲兒服如荏子大一雙一歲兒服如半麻子大分為一雙二歲服

2026

如麻子大一枚，分一雙，三四歲者，服如麻子大二九、五六歲者，服如大麻子大二九、七八歲者，如小豆大二九、十歲微大於小豆二九、常以雞鳴時服，如至日出時不下者，熱粥飲服，教合投之即下，藥九皆雙出也。下利其者濃煎冷粥飲便止。

聚寶方紅龍散治小兒驚風及四時傷寒渾身壯熱唇口焦乾兩目觀露攝攬香迷

龍齒　　鈆白霜　各二錢

朱砂　錢半

天南星切片水浸七日逐日換水薄切日曬乾為末伍錢

龍腦許少

右五味為細末,每眼半錢,蜜水調下,食後服。

聚寶方　金花散治小兒傷寒。

肥皂角子灰,炒,裂,取黃子一百箇　訶子皮五箇

甘草內煎黃　二寸,清油

右三味為末,每眼半錢,溫水調下,治五歲已下。

三十六種治正受傷寒三黃散

麻黃去節,半錢　大黃炒,二錢　黃芩一分

犀角錢三 茵陳 甘草一錢各炙

右件為末每眼半錢煎濃葱白薄荷湯調、
連進二三眼避風如大暇壯熱只用一錢、

四十八候治正受傷寒三黃散、

麻黃不去節 大黃一分蒸各半 黃芩分

右為細末每眼半錢葱湯下日進二服、

患眼觀證豆角膏治傷寒鼻塞貼顖、

赤豆 皂角寺分灸過

右為末以葱白調貼之

王氏子集奁活歲治大人小兒四時傷寒热

病時行疫癘，山嵐瘴瘧，早晚中露霧，及暴中風寒，並宜服之，不論陰陽證候，老幼虛實服之，使無變動，汗出即安。

川羌活　　　獨活　　　前胡　去

柴胡　水去芦　川芎　　桔梗

枳殼　切麩炒　白茯苓　去苗葉

削术　切焙乾麩炒　防風　兩各一　細辛　好者

官桂　　　甘草　炙各半兩

右為細末，每服三錢，水滿盞，姜三片，棗二

枚，同煎八分，和滓熱服，連三服汗出便安。

小儿看多少加减服并乳下亦嚼如路行

不及煎白汤点热酒调亦可

吉氏家传治伤寒疹豆蒸热红绵散

麻黄 二两　蝎 一 蝎钱　天麻 一两

甘草 炙 半两

右为末每服加减水煎入姜枣红绵少许

煎服

吉氏家传治伤寒人参散

人参 　甘草 炙 一分　麻黄 半 一两

桔梗 一两　茯苓 半两

右件為末、每服一錢、蔥白薄荷湯煎下。

朱氏家傳治小兒傷寒壯热解肌散、

地骨皮　檳榔　芍藥各半　石膏分

甘草炙　各一

當歸兩

麻黄去節用湯浸洗乙錢

右為末、每服半錢、水一盞、煎六分、溫服。

長沙醫者丁時發傳治傷寒及欬嗽方、

頸疼壯热不能言、傳變終朝只是眠、面赤、小便多血色、若安除是服紅綿。

紅綿散方

麻黄〔半兩 去根節〕　天麻　　蝎

甘草〔炙〕　人參　　白术〔各半錢〕

右件為末每服半錢水六分入蔥白一寸

紅綿裹煎四分服

長沙醫者丁時發傳治大人小兒傷寒一二

日頭疼發熱增寒身體疼痛

麻黄〔焙乾湯浸〕　石膏〔各乙兩〕　蒼术〔水浸〕

山茵陳　　桔梗　　甘草〔炙各去皮半兩〕

右為末每服二錢葱茶調下兒小一錢半

錢

長沙醫者丁時發傳，人參散治大人小兒傷
寒候、神聖方。

人參　　　荆芥　　　甘草

防風　　　乾葛　　　肉桂

五加皮　　桔梗　　　川芎

柴胡　　　陳皮　　　芍藥 各半兩

麻黃 依法製　　　一兩去節

右為細末，每用一錢，水一盞，入烏梅一箇

煎六分服，常服出汗，熱進三二服。

長沙醫者丁時發傳，細辛散，小兒大人頭疼。

及傷寒壯熱治頭風明目、

細辛　石膏　何首烏 分各乙

川烏頭　川芎　乾薄荷 各半

蝎十四 枚

右為末、用薄荷茶調下一錢服、

長沙醫者鄭愈傳治傷寒後不思飲食餒虚
散、

人參 錢一　肉荳蔻 一箇　蠻薑 箇七

良姜　甘草 二錢 灸各

右件為末、每服一字、木瓜湯下、或粟米湯

兩

2035

下。

長沙醫者鄭愈傳治小兒傷寒解交散

茵陳　　升麻　　茯苓

甘草二錢　灸各

右件為末，每服半錢一字，蔥白湯下，

長沙醫者鄭愈傳，治傷寒壯熱，先宣出汗，浮

萍散、

浮萍　　麻黃　　京芎

天麻錢　各二

右為末，每服二錢，薄荷酒調下，覆令出汗。

顖風傷寒第九

茅先生方小兒有顖風傷寒候，氣急喫乳不得，身溫热鼻塞，此候因母夜間抱兒子瞳鼻孔內氣衝着小兒顖門，柰小児子頭顖末合，被热氣吹着而鼻塞至此，所治者用葱涎膏塗顖門上，然後用鎮心圓。方並見於右。磨與下之。

氣通即愈也。

茅先生小兒貼顖葱涎膏方。

　猪牙皂角　　天南星　　赤小豆

右件等分為末，安服二大錢，用生葱自然

汁調塗顖上，兩次塗其鼻孔開即愈。

茅先生小兒諸驚鎮心丸，兼治顖風傷寒。

朱砂別研

白附子 白殭蠶洗酒

蟬蛻去足翅洗淨秤 茯神半兩去皮各 全蝎尾一分去丁

腦射研入隨意

右為末拌合薄荷自然汁為丸，如〇大用銀朱拌腦射為衣，每服一丸，金銀薄荷煎湯磨下。

夾食傷寒第十

茅先生有小兒中夾食傷寒候，大熱嘔逆肚

膨上渴泄瀉，此候因與物食所傷，而五藏結實。所得治者，先用青金丹與下三四次〔方見夾驚傷寒門中〕，方下醒脾散〔有二方，一方見胃氣不和門中，一方見慢脾風門中〕、勻氣散與服〔方見胃氣不和門中〕，如有欬嗽，即下麥湯散〔方見夾驚傷寒門中〕，調理治之即愈。

漢東王先生家寶云：夾食傷寒并單有積，証候稍異。如從膝下冷者，為單有積，心潮熱，宜取之，即補。如膝下熱者，并渾身熱，面色青，則是夾食傷寒，須先理傷寒後取之。以上病証，並在審度用藥，無不應驗。

漢東王先生家寶夾食傷寒病症云夾食傷

寒者面青吐逆渾身發熱或發渴煩躁頭疼

宜用水精丹取之本門 方見至天明頃取下准前

用觀音散三二眼補之不和門中方見後下薄荷

散三二眼本門 方見解其寒氣如漸有退候恐餘

熱未退宣進七寶輕青丹三二眼方見單傷寒門中

間以人參散三二眼調之本門 方見寒門中

石韡莛三十六種夾食傷寒候敦鳳髓莛注云與还前

散表方見夾驚傷寒門中烏犀骨方見急慢驚風門中

取方與玉訣同見

夾食傷寒先自熱內中有物傷形節面

上紅斑有似丹

鳳髓經此三句仍云義　自有鶯身有熱邪更傷

寒來相接面上開口時時生燥渴先表

紅赤赤如丹

方知醫有功次取赤為神妙訣微微取

動一兩行藏腑調和自安悦

此因氣血弱邪食物滯在脾胃使肌肉

上或面上如豆大或如指面大赤斑點主

至夜間不眠多渴者輕重先取其積次和

胃氣退热再看證候調理

三十六種内夾食傷寒候云此候宜服白陥

子歲傷寒門中　方見灸鶯

小兒形證論四十八候夾食傷寒候云、此候

面上有黶子多作疹

仙人水鑑、孩子傷寒、與热不同、有三兩說、因

咻寒亦號食傷寒热氣逼之為病傷寒二途

各使此方救療孩子食傷寒、且療乳母法、

附子克湯煮黃雞、肉擘細姜葱去皮

更入牙硝三二分、克湯早喫治孩兒

右附子煎湯去滓、煮黃雌雞肉入葱白姜

牙硝作羹空心食之、

漢東王先生家寶治嬰孩小兒夾食傷寒又

治蟲積食積胎積驚積惡物食傷水精丹方

天南星一錢　滑石末二錢　水銀粉錢半

蕪荑取仁一五十粒去　巴豆百片去壳不出油

右先研巴豆令極細次下蕪荑仁後研

入眾藥研令極勻以爛飯為丸如○大每

眼三九五九以歲數加減米湯泡生蔥吞

下眼時須令嬰孩小兒空心不可喫乳食

稍飢方可進藥如膈上有物食勢須嘔吐出

如膈下有食方得轉瀉切忌生硬果實肉

食等物近夜臨臥服尤佳

漢東王先生家寶治嬰孩小兒夾食傷寒又

治夾驚傷寒溫壯等薄荷散方

杜薄荷 半兩去粗梗取嫩者

全蝎 炒　　麻黃 去節　　羌活

天竺黄 分乙　甘草 炙半分　白附子 炮　蠶蛾 然炒　直者去

右為末每服嬰孩一字二三歲半錢四五歲一錢以水一藥注或半銀盞煎十數沸

服

漢東王先生家寶治夾食傷寒取下欲補虛

調胃氣進食 乳食 氣止吐瀉人參散方

人參　蓮肉_{去心}　茯苓分各乙

黃耆_{半兩槌蜜水拌炙}　甘草_炙錢　焙

右為末每服嬰孩一字二三歲半錢五四

歲一錢以水一藥注或半銀盞入棗子半

片煎十數沸眼、

夾驚傷寒第十一

巢氏病源小兒傷寒兼驚候傷寒是寒氣客

於皮膚搏於血氣使腠理閉密氣不宣泄蘊

積生熱故頭痛躰疼而壯熱也其兼驚者是

热乘心心主血脉小兒血氣軟弱心神易動

為热所乘故發驚驚不止則变驚癇也、

茅先生有小兒中兼驚傷寒候、大热狂躁荒

虛亂言上渴此候因驚热候傳此所治者急

用麥湯散三服門方見本微汗出次日下朱砂

膏二眼積門中热渐退第三日下青金丹方見

本門通三次用匀氣散方見胃氣不和門中有

一方見胃氣不和門中醒脾散二

一方見慢脾瓦門中

猶有伏热即下大附散、方見瓦門中

與服、方見即愈、

漢東王先生家寶夾驚傷寒病證并方夾驚

2046

伤寒候浑身壮热，心躁发渴，瞳囊多惊，手足

不定，两面颊赤色，眼睚睚,睚音性，睚音，小便

赤宜用薄荷散三二服。郑,直视也。方见火食

三二服，伤寒门中。方见火食

更进七宝牛黄九，治惊及金莲散三二服退。方见灾食

热。方且见，如依次用药不退，往往变作惊风。

自有惊风诸方。

王诀小儿伤寒惊搐歌

伤寒惊搐即生涎，胃热乘虚遍躰斑，颊

赤口乾皮受热，涎高凤盛发狂言。

2047

風盛太過者、先與解之、遲實者下之、傷冷

温之、热即利之、利遲調氣、即無慮也、

玉訣小兒傷寒驚搐候歌、

傷寒热病胃邪攻、燥渴頻頻面色紅、未

是先傳心與肺、急須解利治驚風、

此乃傷寒在表、宜延煎散、方見本門中 方見本次烏膏

犀利涎驚風門中、又與調荣衛、切忌用热

藥、

石壁経三十六種夾食驚傷寒候歌、

脚冷頭烧、氣不和、漸生喘急愛眠多、有

時多裏頃頻搐、〔鳳龍筵云〕極嗽生涎不

奈何吐沫且汗方為妙。解热消涎去久

病汗出除驚方已瘥。其餘平藥與調和。〔解

先調氣次發汗和解、即涼膈膈涼則涎自

化矣涎化則搐自佳。

小兒形證論四十八候夾驚傷寒敨一同後

云此患有先受傷寒後受驚亦有先驚而後

受傷寒如先受傷寒即先退傷寒後退驚先

受驚即先退驚也、如退驚與南星〔方見傷

門如有餘热更一眼大青膏〔大青膏方未見急
十如有餘热更一眼大青膏〔大青膏方未見急

2049

方見慢驚風門中

慢驚風
門中

如退傷寒即與解表散 後

眼調胃散 方見積熱門中

保生論小兒傷寒并夾驚候其脉浮洪傷寒

者小兒內停冷乳包嗽之食外傷冷風於腠

戶令兒面色黃兩煩紅色鼻塞氣喘身上寒

无起鼻流清浮欬嗽噴嚏煩躁吐食頻多下

泄小便如粉呇是傷寒候若加睡中驚掣往

叫卧不安穩是夾驚傷寒宜與珍煎散併三

眼出汗次与鎮心九若只大喘啼叶是傷寒

正受候宜與三黃散三服次與麥湯散三服

2050

退熱、坯煎散、與鳳髓經同、見本門中、鎮心丸方与吉氏同、見一切驚門中、三黃散与四十八候同、見單傷寒門中、麥湯散方見本門中、

博濟方、治小兒驚風傷寒四五日未得汗、搐頭搦手、上竄多啼叫不睡、喫水不休、鉛白霜丸、

鉛白霜　朱砂　馬牙硝

人參　天竺黃　甘草炙各半兩

山梔子一兩

右件七味為末、煉蜜為丸、如桐子大、每服一丸、冷熟蜜湯化下、

茅先生小兒諸病青金丹

青黛　羅过干錢滿桃一錢　　丁香　羅过各　　　　滑石　末

天南星　秤二錢先以湯二盞　銚子內煑　地冷用　井　輕粉　錢二

水銀　鎔便放水銀拌和瀉去炭片魚鰾損者井

川巴豆　花水浸一宿懸當風處吹乾爛研

右前件藥同拌合軟飯為丸如此○大巴

至不出油依形證用湯使下項傷寒後取

積淡煎蔥湯吞不犯舟蟲用牛肉炙汁下

驚風肚中緊硬面青黑金銀薄荷蔥湯吞

下因傷食肚中及腹皮上微热肚脹夜間

作热以痈又不是痈面青黄色眼微黄此

腹中有积用皂角子二七粒灰内煨过用

水一盏煎至半盏下有积作泻鱼鲊汤下

氣积炒茴香汤下依前件下药周岁十四

九三岁十八九七岁二十四九看大小加

减仍须是四更初下此药天明通下积来

积尽可依形证候下药补之临喫此药恐

先吐下些小涎来亦不妨

荆先生方 小儿廻阳散

苍术 一两米泔汁浸一宿

甘草 炙

白术　地

木香

右為末，每服一大錢，用塩湯空心點服迴陽散可夾傷寒藥与服看形候下之

陳橘皮　去白各

大附子　炮子去皮秤各一錢

茅先生方小兒傷寒夾驚麥湯散

知母　人參　茯苓

杏仁　白去　肉桂　石膏

滑石　甜葶藶　甘草　炙

地骨皮　各寸分麻黃　去節加一兩多

右為末，每服一錢，看大小，用麥煎湯調下。

依形候調理、

漢東王先生家寶治嬰孩小兒諸驚及癇千
足搐搦、眼睛睜、七宝牛黄丸、

朱砂　　　粉霜　　　輕粉各乙

牛黄錢半　腦射字各一

右為末糯米糊丸如○大每服二三歲半
九四五歲一九煎金銀薄荷湯磨下月內
小兒一九分四服百日內者一九分三眼
量兒大小壯怯及病輕重加減、

漢東王先生家寶治嬰孩小兒潮熱金蓮散、

2055

兼治傷寒夾驚。

連翹　　　　　山栀子去壳　甘草炙

防風　　　　　蟬蛻淨去土令各等分

右為末每服嬰孩一字二三歲半錢四五歲一錢以水一藥注或半銀盞煎十數沸服。

殘溺金泥膏方治傷寒邪热乗心兼發驚病。

菖蒲一寸九節者　遠志心去　劉藤兩灸各一

人参頭去蘆　草龍膽　甘草半兩

已上摶羅為細末次用

水銀一分　牛黃研 別研　射香一錢 研 各

金箔二十片將水 銀研如泥

右件與諸藥一處拌勻，用蜜半斤、酥四兩，

用銀鍋或石鍋中，先入二升，除出金泥酥

酥蜜外，先入諸藥，慢火熬至一升，新綿慮

去滓，方再下酥蜜金泥，攪勻，用柳枝不住

手攪，熬成膏，用甆合盛，每一豆大，薄荷湯

化下。

防風

鴪渙防風天麻膏方，祛風鎮驚及傷寒夾驚。

防風　天麻　人參 各一分 去蘆頭

2057

甘草 灸　　白殭蚕　　乾全蝎

白附子 兩各半

已上擣羅為細末，次用

朱砂飛研水一兩　牛黃研分 如　　射香 錢研一

右件都研勻，煉蜜和丸，兔兒大，每服一粒，用

薄荷湯化下。

嬰童寶鑑：治小兒夾驚夾風傷寒夾食，微轉

千金九方：

朱砂 末一　臘粉 分各七　射香 錢半

全蝎　　白丁香 箇末　　射香 錢一

右件和匀，白飯為丸，如蘿蔔子大，薄荷湯

下，一歲三丸。

玉訣治小兒傷寒驚搐梨漿餅子，治風下涎。

輕粉 兩半　　鐵粉　　荊芥穗

辰砂 半　　臘茶 鐵 各乙　　郁李仁 七箇 出油

粉霜 錢半　　牽牛子 箇微炒 二十七　　腦射 許 各少

右為末錬蜜為餅子，加減用梨汁薄荷湯

化下。

玉訣坯煎散治夾驚傷寒及解驚發汗。

全蝎　　川烏 炮去 尖火　　甘草 炙

2059

朱砂　大黄炮　羌活

川芎　麻黄节　天麻浸酒

白殭蚕去丝（两元本阙）已上分　脑麝许各少

右末之每一钱半钱八坯子五粒葱白半

寸煎三四沸通口服俟二三服出汗

三十六种治夹惊伤寒白附子散

白附子炮去　朱砂分各三　全蝎半乙分

黑附子炮去脐　雄黄　羌活两各半

石膏半七钱　麻黄去节一两二　脑麝别研随意入

右件为末每服半钱一字薄荷腊茶调下

2060

有熱再服。

鳳髓經坯前散治小兒夾驚傷寒渾身壯熱，

瞳中驚搦咳嗽煩躁不泄瀉。

川烏頭 去皮尖 半兩炮裂

雄黃 白附子 大黃 蒸熟三錢

川芎 天麻 甘草 炮 蠶蠶 去絲足各一錢

射香 許少 麻黃 去節四分

右為末每服半錢或一錢犬者一錢半水

半盞入坯子三粒蔥白半寸同煎數沸溫

溫服如出汗併三服。

2061

保生論麥湯散治小兒夾蒸伏熱傷寒欬嗽

嚏噴躰熱面赤

麻黄 去節　　滑石　　甘草

杏仁 去皮　　大黄　　北葶藶子

地骨皮

小麥薄荷湯下

右各等分為細末每服半錢一錢或一字

劉氏家傳紅綿散治小兒夾驚傷寒吐逆躁

悶熱渴痰啼不睡常服温平鎮心不凉過一

百日後六七日間進一服不妨

全蝎　　　人参　　　白茯苓

天麻錢各乙　　麻黄半兩去節　　大辰砂錢乙

右件為細末,將辰砂研細,一同和匀,每服
一小錢,水少許,薄荷一葉同煎十沸,溫溫
服。

吉氏家傳治驚胃氣虛弱吐後手足搐搦眼
下及脣青者,不進飲食是夾驚傷寒沒石子
膏。

沒石子三箇生用人參　　訶子炮

白术錢各三　　丁香箇五七　　甘草兩半

2063

香附子 三十七箇 去皮

右末匀煮豬肉熟研，丸如梧桐子大，不進

飲食，白术湯下。

麻黄 一兩 去根節　甘草 炙半　細辛 兩半

石膏　葶藶　青皮 分 各乙

吉氏家傳治夾驚傷寒，鐵刷散

杏仁 十一箇

右末，如小兒傷寒三二日壯热不曾調理

外風把定關竅傷寒面黄白色，壯热微渴，

此是傷寒候，五三日内，心藏热，面赤脣紅，

多躁壯熱熱極生涎即為驚也元初傷風

為傷寒此候為夾驚傷寒也如此患先下

興攻散二服紫蘇木瓜湯煎後以此藥半

錢水一盞姜三片煎至四分溫服頭面做

有汗解傷寒不退如壯熱煎勝金散如壯

熱後多睡更煩躁口乾手且冷此是外風

把定關竅用綿煎散一服發汗汗出關竅

通只用異功散二服和氣更服此藥解傷

寒、異功散方見

寒、胃氣不和門

吉氏家傳勝金散治小兒傷寒熱驚風瘄豆

2065

瘄疹潮热、

天南星两乙　白附子两半　雄黄一钱

右为末每服一钱、水一盏葱白三寸同煎

三分作三度与作三服、

古氏家传治伤寒退热绵煎散

麻黄一两去节　天麻　紫苏

天南星赤色油煎　蠶蚕两　各半

右件末小儿伤寒惊风蜃子壮热面赤沉

困头疼不进饮食用水一盏药半钱绵一

片薄荷汤下腥时更蔗铁刷散一服夹惊

伤寒无惊只是伤寒二日进二服取效

解伤寒通利夹惊发汗，紫散子，但
是伤寒身热急服，如是积却服，经验方银夜

丸，紫散子方、

天麻生乙　　川芎半两

砒砂钱乙　　铁粉色者三分上

右末入脑射各少许同研，每服一字半钱，
金铁薄荷汤下，侪服二服汗自出。

朱氏家传天竺黄散治小儿伤寒退惊涎

白僵蚕　　　郁金

　　　　　　蝉退

2067

甘草 灸　天竺黄　山梔子 各寺分

右為末、每服半錢、金銀薄荷煎湯下

長沙醫者丁時發傳乳香膏、治小兒夾驚傷

寒壯熱涎嗽、風熱壅盛鎮心化涎、退熱定搐

搦乳香膏、

朱砂　　　鉛白霜

葛粉　　　人參　　　茯苓 兩半

天麻　　　甘草 錢灸各三　白附子 分乙

乳香 錢二　牛黄　　　腦射 分各半

右為細末、鍊蜜為丸如梧桐子大薄荷湯

長沙醫者丁時發傳治小兒夾驚傷寒渾身

壯熱涎盛發搐搦、

蝎 筒七

白礬　　　荆芥　　麻黄 節去

白附子 各二錢　蘇木 許少

右為細末、每服一錢、水一盞、煎五分眼、

長沙醫者鄭愈傳治夾驚傷寒無惜散、

浮萍 一錢 紫背者　犀角屑 半錢　釣藤鈎 筒三七

右為末、每服半錢蜜水調下、連進三眼、出

汗為度、後常服亦佳、

幼幼新書卷第十四